目次

JN121528

はじめに

I 最近の産業保健のトピックス

II 職場の労働衛生管理体制

III 職場における健康障害防止対策の基本

Ⅳ 健康の保持増進

Ⅴ 労働衛生関係の手続き

Ⅵ 事業場外資源の紹介

Ⅶ グラフで見る労働衛生

I 最近の産業保健のトピックス

1 最近の産業保健の動き

産業医科大学産業生態科学研究所教授 **森 晃爾**

自律的産業保健と専門職の育成

　産業保健活動は、産業現場に存在する労働者の健康に関するリスクやニーズに対応することが基本です。本来は、個々に企業や事業場の状況に応じて、この基本をもとに自律的管理を行うことが必要であり、効率的なはずです。1972年に労働安全衛生法が施行され、それ以降、良い意味でよくできた法体系によって、職場の安全衛生レベルの向上が図られてきました。しかし、法律の施行から50年が経過した現在、技術革新、グローバル化、労働力の高齢化など、産業を取り巻く社会環境の変化によって、労働者の健康に関するリスクやニーズは連続的に変化してきています。そのため、法令をタイムリーに改正して変化に対応することが困難になっています。産業保健のパラダイムは、法令管理型活動から自律管理型活動への転換をますます加速させています。

　自律管理型活動における拠り所は、法令ではなく、"そもそも産業保健の目的は何か？"ということになるでしょう。産業保健の目的としては、ILO／WHO合同委員会が1995年に採択した定義があり、27年経過した今でも十分に通用する内容だと思います。産業医学振興財団のホームページに日本語訳が掲載されていますので、参考にしてください。

　詳細事項を規制してきた法令管理の長所は、体系的な研修を受けた専門職がいなくても、法令事項を理解して、確実に順守ができる担当者がいれば、一定の成果が上がるところにあります。そのため、ほとんどの産業保健スタッフが、大学院などでの体系的な教育を経ない仕組みで育成され、選任されてきました。しかし、自律管理型活動になると、体系的な知識と技術、そして職業倫理に裏付けられた専門職なしに、有効な産業保健の取組を確実に行うことは容易ではありません。実際、自律管理型産業保健を前提とする国々では、制度の違いはあるものの、主要職種において専門職の育成が継続的に行われ、産業保健の世界で活躍しています。法令管理の短所は、そのような人材育成に十分な資源が投入されないところにあります。今後、自律管理型産業保健のために必要な人材と現状とのギャップを認識して、その育成に重点をおかなければなりません。

健康障害要因の自律管理

　厚生労働省は2021年7月に**「職場における化学物質管理のあり方に関する検討会」報告書**を公表しました。この報告書では、法令に基づく管理から、リスクに応じた自律管理への仕組の変更が提案されています。すでに、その実現に向けて、2024年4月1日（一部は2023年4月1日）を施行日とする労働安全衛生規則や有機溶剤中毒予防規則等の特別則の改正が行われ、化学物質管理に係る専門家検討会がリスクアセスメントの基準となる濃度基準値の考え方を示し、リスクが高いと評価された場合の健康診断のあり方も検討が進んでいます。

自律管理が必要な有害要因は、化学物質に限りません。働く人の健康障害要因には、化学的要因、物理的要因、生物的要因、人間工学的要因、心理社会的要因があり、全般的な対策が必要です。多面的な安全衛生リスクの管理には、労働安全衛生マネジメントシステムの運用が有効であり、その国際規格がISO45001です。これに関連して、管理プロセスに、とりわけ専門性が必要な要因である心理社会的要因については、すでに指針（ISO45003）が出され、生物的要因については、新たな指針（ISO45006）が策定過程にあります。

　このような技術的指針も活用しながら労働者の健康リスクを管理し、「安全と健康をもたらすように作業環境と作業の改善」を行うためには、ハイジニストなどの専門人材の養成と専門性に応じた多職種連携が不可欠です。

健康経営の展開における重点事項

　健康経営はILO／WHO合同委員会の示した産業保健の目的のうち**「労働者の健康と作業能力の維持と増進」**に該当する取組であり、その結果として**「事業の生産性を高める方向に、作業組織と作業文化を発展させること」**に繋がります。労働安全衛生法に基づくTHP指針も、2020年に健康経営を意識した改正が行われています。

　国による健康経営に対する主要施策は、健康経営銘柄や健康経営優良法人の認定です。2023年の認定も、前年に比べて増加しました。近年の重点事項は、①健康経営に取り組む企業が社会から、より認知される仕組みの構築、②健康経営の成果の可視化、です。2022年の認定から、大規模法人部門のホワイト500の認定にはフィードバックシートの開示同意が要件となりました。上場企業は、2023年度から人的資本情報の開示が求められており、安全・衛生・健康に関する情報は、その一環として開示が進むことが予想されます。その際、単に目標や数値成果だけでなく、しっかりとした方針をもとにした取り組みのストーリーを分かりやすく表現していくことが求められます。

自律管理型産業保健からアジャイル型産業保健への展開

　自律管理型管理の基本は、ハザード情報など、すでにエビデンスがある情報を利用してリスクアセスメントを行い、リスクが許容できない場合には、エビデンスが存在する対策を行ってリスクを低減することが基本となります。これは職場への介入であっても、個人への介入であっても同じです。このようなリスクマネジメントに必要なエビデンスを得るためには、長期にわたる研究の取組が必要ですし、また基本的なリスクマネジメントの手順は、リスクの対象が大きく変化しないことが前提です。

　しかし、テクノロジーの革新のスピードが速く、それによって職場環境も、そして介入手法も急速に変化する世界において、従来の手法は有効でしょうか。エビデンスを作っている間にその対象となる技術が陳腐化し、リスク低減の効果が得られる前にリスクアセスメントの対象であったハザード自体が置き換われば、リスクマネジメントの効果を確認することができません。また、近年、度々発生している自然災害や新興感染症などの危機事象の発生時も、現状が急速に変化するので、同じことが言えます。

　そのようなことを背景に、今後は変化する対象に対して、その影響を過去からのエビデンスを応用しながら予測し、先回りして対策を実行し、その影響を継続的にモニタリングし、対策自体を瞬時に見直していくような対応、**"アジャイル型産業保健"**とでも名付けられる、次のパラダイムの検討が必要でしょう。

② 第14次労働災害防止計画のポイント

労働災害防止計画は、労働安全衛生法に基づき、厚生労働大臣が長期的な展望に立って策定する計画です。2023年4月1日から「第14次労働災害防止計画」（14次防）がスタートしています。

この計画は、中小事業者なども含め、事業場の規模、雇用形態や年齢等によらず、どのような働き方においても、労働者の安全と健康が確保されることを前提として、多様な形態で働く一人ひとりが潜在力を十分に発揮できる社会の実現に向けて策定されたものです。産業保健関係を中心とした14次防のポイントは以下のとおりです。

（1）計画期間

2023年4月1日から2028年3月31日までの5年間

（2）計画の方向性

・事業者の安全衛生対策の促進と社会的に評価される環境の整備を図っていく。そのために、厳しい経営環境等さまざまな事情があったとしても、安全衛生対策に取り組むことが事業者の経営や人材確保・育成の観点からもプラスであると周知する。

・転倒等の個別の安全衛生の課題に取り組んでいく。

・誠実に安全衛生に取り組まず、労働災害の発生を繰り返す事業者に対しては厳正に対処する。

（3）計画の重点事項

① 自発的に安全衛生対策に取り組むための意識啓発

② 労働者（中高年齢の女性を中心に）の作業行動に起因する労働災害防止対策の推進

③ 高年齢労働者の労働災害防止対策の推進

④ 多様な働き方への対応や外国人労働者等の労働災害防止対策の推進

⑤ 個人事業者等に対する安全衛生対策の推進

⑥ 業種別の労働災害防止対策の推進

⑦ 労働者の健康確保対策の推進

【具体的な取組】メンタルヘルス対策／過重労働対策／産業保健活動の推進

⑧ 化学物質等による健康障害防止対策の推進

【具体的な取組】化学物質による健康障害防止対策／石綿、粉じんによる健康障害防止対策／熱中症、騒音による健康障害防止対策／電離放射線による健康障害防止対策

（４）計画の目標～アウトプット指標とアウトカム指標～

⑦ 労働者の健康確保対策の推進

アウトプット指標

・年次有給休暇の取得率を2025年までに70％以上とする。
・勤務間インターバル制度を導入している企業の割合を2025年までに15％以上とする。
・メンタルヘルス対策に取り組む事業場の割合を2027年までに80％以上とする。
・使用する労働者数50人未満の小規模事業場におけるストレスチェック実施の割合を2027年までに50％以上とする。
・各事業場において必要な産業保健サービスを提供している事業場の割合を2027年までに80％以上とする。

アウトカム指標

・週労働時間40時間以上である雇用者のうち、週労働時間60時間以上の雇用者の割合を2025年までに5％以下とする。
・自分の仕事や職業生活に関することで強い不安、悩み又はストレスがあるとする労働者の割合を2027年までに50％未満とする。

⑧ 化学物質等による健康障害防止対策の推進

アウトプット指標

・労働安全衛生法（以下「法」）第57条及び第57条の2に基づくラベル表示・安全データシート（以下「SDS」）の交付の義務対象となっていないが危険性又は有害性が把握されている化学物質について、ラベル表示・ SDSの交付を行っている事業場の割合を2025年までにそれぞれ80％以上とする。
・法第57条の3に基づくリスクアセスメントの実施の義務対象となっていないが危険性又は有害性が把握されている化学物質について、リスクアセスメントを行っている事業場の割合を2025年までに80％以上とするとともに、リスクアセスメント結果に基づいて、労働者の危険又は健康障害を防止するため必要な措置を実施している事業場の割合を2027年までに80％以上とする。
・熱中症災害防止のために暑さ指数を把握し活用している事業場の割合を2023年と比較して2027年までに増加させる。

アウトカム指標

・化学物質の性状に関連の強い死傷災害（有害物等との接触、爆発又は火災によるもの）の件数を第13次労働災害防止計画期間と比較して、5％以上減少させる。
・増加が見込まれる熱中症による死亡者数の増加率（当期計画期間中の総数を前期の同計画期間中の総数で除したもの）を第13次労働災害防止計画期間と比較して減少させる。

産業保健の視点で読み解く第14次労働災害防止計画

　第14次労働災害防止計画（14次防）には、単に労働災害防止のための方策だけでなく、労働安全衛生全般の課題認識に基づく、計画の重点事項と取組が記載されています。その中には、産業保健活動に関する記載も多く、今後の行政施策に対応するために、関連する14次防の内容を理解しておく必要があります。

　計画の重点事項としては、8つの項目が挙げられています。そのうち、**「（7）労働者の健康確保対策の推進」**と**「（8）化学物質等による健康障害防止対策の推進」**が、特に産業保健と関連する項目であり、それ以外の6項目についても、一部関連事項が記載されています。（7）では、特に、メンタルヘルス対策と過重労働対策を挙げるとともに、その他の産業保健活動の推進についても、「治療と仕事の両立支援」および「中小事業場対策」について記載されています。メンタルヘルス対策としては、労働安全衛生法では努力義務となっている「集団分析に基づく職場環境の改善」と「ハラスメント防止対策」が具体的に記載されています。また、過重労働対策では、労働時間の削減や医師による面接指導等の現行対策の確実な実行が記載されています。また、（8）では、有害要因の健康障害防止対策のうち、特に課題が存在する化学物質の自律的管理、石綿・粉じん対策、熱中症・騒音対策、電離放射線対策が具体的に記載されています。

　いくつかの重点事項において国等が取組む事項の記載に、健康経営との関連が記載されていることも、今回の計画の特徴となっています。たとえば、**「（2）労働者（中高年齢の女性を中心に）の作業行動に起因する労働災害防止対策の推進」**では、転倒・腰痛防止対策の展開において、健康経営優良法人認定制度等の関連施策と連携することや、前述のメンタルヘルス対策や産業保健活動の推進でも健康経営の視点を含めた取組の意義やメリットを見える化して、経営層に対する意識啓発を図ることなどが記載されています。近年、経済産業省が中心となって進める健康経営政策の推進では、関係省庁の連携が図られています。今後も更なる連携が進むことが期待されます。

　労働災害防止計画では、2027年までに達成する具体的な目標を掲げることになっています。目標には、**「アウトプット指標」**と**「アウトカム指標」**があり、産業保健と関連した目標も記載されています。たとえば、メンタルヘルス対策のアウトプット指標としては「メンタルヘルス対策に取組む事業場の割合を80％以上にする」と「50人未満の小規模事業場におけるストレスチェック実施の割合を50％以上にする」、アウトカム指標としては「強い不安、悩み、ストレスがあるとする労働者の割合を50％未満にする」が掲げられています。

　自律的労働安全衛生管理が推進される時代とは言っても、各事業場における産業保健活動は、国全体の働く人の健康に関する課題や行政施策を強く意識することが求められます。14次防を産業保健の視点で読み解くことをお勧めします。

（産業医科大学産業生態科学研究所教授　森　晃爾）

3 自律的管理に向けた化学物質管理規制の法令改正

国内で輸入、製造、使用されている化学物質は数万種類にのぼり、その中には、危険性や有害性が不明な物質が多く含まれます。化学物質を原因とする労働災害（がん等の遅発性疾病を除く。）は年間450件程度で推移しており、がん等の遅発性疾病も後を絶ちません。これらを踏まえ、2022（令和４）年５月31日に「労働安全衛生規則等の一部を改正する省令」が公布され、新たな化学物質規制の制度が導入されました。

改正法令のおもなポイント

1．化学物質管理体系の見直し

（1）安衛法に基づくリスクアセスメント対象物に、国によるGHS分類で危険性・有害性が確認された全ての物質を順次追加【2024.4.1施行】

（2）労働者がリスクアセスメント対象物にばく露される濃度を一定の方法により最小限度に低減【2023.4.1施行】

（3）リスクアセスメント対象物に対するばく露低減措置等の内容を３年間保存（がん原性物質は30年間保存）【2023.4.1施行】

（4）皮膚・眼刺激性、皮膚腐食性、皮膚から吸収され健康障害を引き起こしうる化学物質等を製造し、取り扱う業務に労働者を従事させる場合は、労働者に障害等防止用保護具を使用させる【努力義務：2023.4.1施行⇒義務：2024.4.1施行】

（5）衛生委員会の付議事項として、化学物質の自律的な管理の実施状況の調査審議を行うことを追加【2023.4.1施行または2024.4.1施行】

（6）化学物質を製造し、取り扱う同一事業場で、１年以内に複数の労働者が同種のがんに罹患したときは、罹患が業務に起因する可能性について医師から意見を聴取する【2023.4.1施行】

（7）リスクアセスメントの結果と、その結果に基づき事業者が講ずる労働者の健康障害を防止するための措置内容等を、関係労働者に周知するとともに、記録を作成し、次のリスクアセスメント実施までの期間（最低３年間）保存【2023.4.1施行】

（8）労働基準監督署長は、労働災害の発生、またはそのおそれのある事業場について、化学物質の管理が適切に行われていない疑いがあると判断した場合は、事業者に改善を指示することが可能【2024.4.1施行】

（9）リスクアセスメントの結果に基づき事業者が自ら選択して講じるばく露防止措置の一環として、リスクアセスメント対象物による健康影響確認のため、事業者は労働者の意見を聴き、医師等が必要と認める項目の健康診断を行い、その結果に基づき必要な措置を講じる【2024.4.1施行】

（10）リスクアセスメント対象物のうち、労働者にがん原性物質を製造し、取り扱わせる場合、業務の作業歴を記録して30年間保存【2023.4.1施行】

2．実施体制の確立

（1）化学物質管理者の選任の義務化【2024.4.1施行】

新たな化学物質規制項目の施行期日

規制項目		2022 (R4) 5.31 (公布日)	2023 (R5) 4.1	2024 (R6) 4.1
1. 化学物質管理体系の見直し	(1) ラベル表示・通知をしなければならない化学物質の追加			●
	(2) ばく露を最小限度にすること（ばく露を濃度基準値以下にすること）		●	●
	(3) ばく露低減措置等の意見聴取、記録作成・保存		●	●
	(4) 皮膚等障害化学物質への直接接触の防止（健康障害を起こすおそれのある物質関係）		●	●
	(5) 衛生委員会付議事項の追加		●	●
	(6) がん等の遅発性疾病の把握強化		●	
	(7) リスクアセスメント結果等に係る記録の作成保存		●	
	(8) 化学物質労災発生事業場等への労働基準監督署長による指示			●
	(9) リスクアセスメントに基づく健康診断の実施・記録作成等			●
	(10) がん原性物質の作業記録の保存		●	
2. 実施体制の確立	(1) 化学物質管理者の選任義務化			●
	(2) 保護具着用管理責任者の選任義務化			●
	(3) 雇入れ時等教育の拡充			●
	(4) 職長等に対する安全衛生教育が必要となる業種の拡大		●	
3. 情報伝達の強化	(1) SDS等による通知方法の柔軟化	●		
	(2) SDS等の「人体に及ぼす作用」の定期確認及び更新		●	
	(3) SDS等による通知事項の追加及び含有量表示の適正化			●
	(4) 事業場内別容器保管時の措置の強化		●	
	(5) 注文者が必要な措置を講じなければならない設備の範囲の拡大		●	
4. その他	(1) 管理水準良好事業場の特別規則等適用除外		●	
	(2) 特殊健康診断の実施頻度の緩和		●	
	(3) 第三管理区分事業場の措置強化			●

〔化学物質管理対策に関する無料相談窓口〕
【電話】050-5577-4862（FAX：03-5642-6145）
受付時間：平日10：00～17：00（12：00～13：00を除く）／開設期間：2024年3月18日まで

（2）保護具着用管理責任者の選任の義務化【2024.4.1施行】

（3）雇入時等の教育の省略規定を廃止し、危険性・有害性のある化学物質を製造、取り扱う全ての事業場で化学物質の安全衛生に関する教育を実施【2024.4.1施行】

（4）職長等に対する安全衛生教育を行わなければならない業種に、食料品製造業、新聞業、出版業、製本業、印刷物加工業を追加【2023.4.1施行】

3．情報伝達の強化

（1）SDS情報の通知手段は、譲渡提供をする相手方がその通知を容易に確認できる方法であれば、事前に相手方の承諾を得なくても採用可能【2022.4.1施行】

（2）SDSの通知事項「人体に及ぼす作用」を定期的に確認し、変更があるときは更新しなければならず、更新した場合は、SDS通知先に変更内容を通知【2023.4.1施行】

（3）SDSの通知事項に新たに「（譲渡提供時に）想定される用途及び当該用途における使用上の注意」が追加。また、SDSの通知事項である成分の含有量の記載について、重量％の記載が必要となる【2024.4.1施行】

（4）安衛法第57条で譲渡・提供時のラベル表示が義務付けられている化学物質は、譲渡・提供時以外も、他の容器に移して保管する場合等はラベル表示・文書の交付その他の方法で、内容物の名称やその危険性・有害性情報を伝達しなければならない【2023.4.1施行】

（５）安衛法第31条の２の規定で、化学物質の製造・取扱設備の改造、修理、清掃等の仕事を外注する注文者は、請負人の労働者の労働災害を防止するため、化学物質の危険性と有害性、作業において注意すべき事項、安全確保措置等を記載した文書を交付【2023.4.1施行】

４．その他

（１）化学物質管理の水準が一定以上であると所轄都道府県労働局長が認定した事業場は、特別規則の適用物質の管理を、事業者による自律的な管理（リスクアセスメントに基づく管理）に委ねることが可能【2023.4.1施行】

（２）作業環境管理やばく露防止対策等が適切に実施されている場合は、有機則、特化則、鉛則、四鉛則に関する特殊健診の実施頻度を１年以内ごとに１回に緩和が可能【2023.4.1施行】

（３）作業環境測定の評価結果が第３管理区分に区分された場合、外部の作業環境管理専門家の意見を聴き、必要な改善措置を講じ、その効果を確認するための濃度測定を行うなど、第３管理区分の事業場に対する措置を強化【2024.4.1施行】

コラム

化学物質の自律管理で必要な人材

「職場における化学物質管理のあり方に関する検討会」報告書に基づき、労働安全衛生規則および有機溶剤中毒予防規則等の特別則の改正が行われましたが、その中に事業者が選任または活用する関連人材として、①**化学物質管理者**、②**保護具着用管理責任者**、③**化学物質管理専門家**、④**作業環境管理専門家**といった４つの名称が出てきます。関連する規定の施行は2024年４月１日とされているので、それまでに人材の養成や確保が必要になります。

化学物質管理者は、リスクアセスメント対象物を製造し、または取扱う事業場において、化学物質の自律的な管理にかかる業務を行う管理者という位置づけになります。このうち、製造している事業場における化学物質管理者に対する講習の内容や講師の要件等について、令和４年９月に通達が出されています（基発0907第1号）。また、製造事業以外の事業場の化学物質管理者については、化学物質の管理にかかる技術的事項を担当するために必要な能力を有する者から選任することが必要であり、６時間の化学物質管理者講習に準ずる講習の内容が、同じ通達で示されています。

保護具着用管理責任者は、リスクアセスメントに基づく措置として労働者に保護具を使用させる事業場において選任が義務付けられる人材です。通達で、衛生管理者等の一定の経験および知識を有する者である旨が示されています。

化学物質管理専門家は、化学物質管理の水準が一定以上の事業場であるとして特別則の個別規制の適用除外を受ける際に配置が必要となる人材であり、通達で、労働衛生コンサルタント（労働衛生工学）として５年以上の実務経験を有するなど、もっとも高いレベルの要件が示されています。

作業環境管理専門家は、作業環境測定結果が第三管理区分の事業場について、事業者が作業環境の改善の可否及び可能な場合の改善方策について意見を聴く外部の専門家であり、通達で、労働衛生コンサルタント（労働衛生工学）として３年以上実務経験を有するなど、高いレベルの要件が示されています。

（産業医科大学産業生態科学研究所教授　森　晃爾）

II 職場の労働衛生管理体制

1 安全衛生管理体制

　総括安全衛生管理者等の選任、安全衛生委員会等の設置が必要な事業場は、事業場の業種と規模（常時使用する労働者数）によって異なります。

　総括安全衛生管理者、安全管理者、衛生管理者、産業医、衛生推進者（安全衛生推進者）の選任が必要な事業場は13ページの図を、安全委員会、衛生委員会の設置が必要な事業場は下表を参照してください。

安全委員会・衛生委員会の設置が必要な事業場の規模

業種　委員会	林業、鉱業、建設業、運送業、清掃業、自動車整備業、機械修理業（令第8条第1号の業種）	製造業（物の加工業を含む）、電気業、ガス業、熱供給業、水道業、通信業、各種商品卸売業、家具・建具・じゅう器等卸売業、各種商品小売業、家具・建具・じゅう器小売業、燃料小売業、旅館業、ゴルフ場業（令第8条第2号の業種）	その他の業種（令第2条第3号の業種）
安全委員会	50人以上　ただし、運送業については、道路貨物運送業及び港湾運送業についてのみ50人以上、これ以外の運送業は100人以上	100人以上　ただし、製造業のうち木材・木製品製造業、化学工業、鉄鋼業、金属製品製造業及び輸送用機械器具製造業は50人以上	設置の義務はありません
衛生委員会	業種にかかわらず50人以上の事業場		

※委員会設置が義務付けられていない事業場では、安全または衛生に関する事項について関係労働者の意見を聴く機会を設ける必要があります（安衛則第23条の2）。

総括安全衛生管理者等の選任

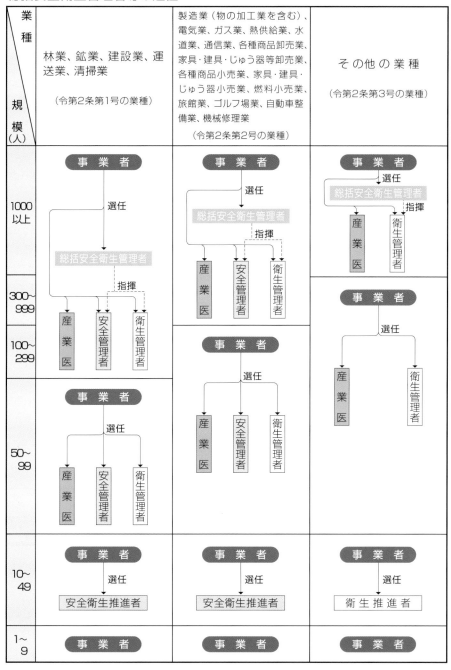

業種＼規模(人)	林業、鉱業、建設業、運送業、清掃業 (令第2条第1号の業種)	製造業（物の加工業を含む）、電気業、ガス業、熱供給業、水道業、通信業、各種商品卸売業、家具・建具・じゅう器等卸売業、各種商品小売業、家具・建具・じゅう器小売業、燃料小売業、旅館業、ゴルフ場業、自動車整備業、機械修理業 (令第2条第2号の業種)	その他の業種 (令第2条第3号の業種)
1000以上	事業者 — 選任 → 総括安全衛生管理者 — 指揮 → 産業医／安全管理者／衛生管理者	事業者 — 選任 → 総括安全衛生管理者 — 指揮 → 産業医／安全管理者／衛生管理者	事業者 — 選任 → 総括安全衛生管理者 — 指揮 → 産業医／衛生管理者
300〜999			事業者 — 選任 → 産業医／衛生管理者
100〜299			
50〜99	事業者 — 選任 → 産業医／安全管理者／衛生管理者	事業者 — 選任 → 産業医／安全管理者／衛生管理者	
10〜49	事業者 — 選任 → 安全衛生推進者	事業者 — 選任 → 安全衛生推進者	事業者 — 選任 → 衛生推進者
1〜9	事業者	事業者	事業者

13

2 衛生管理者の選任 （労働安全衛生法第12条）

1. 衛生管理者

　労働安全衛生法第12条では、一定の規模以上の事業場及び業務の区分に応じ「衛生管理者」を選任し、その者に安全衛生業務のうち、衛生にかかる技術的事項を管理させることとなっています。

2. 衛生管理者の選任のポイント　　　　　〔安衛則第7条〕

①業種にかかわらず常時使用する労働者が50人以上の事業場は、選任すべき事由が発生した日から14日以内に衛生管理者を選任しなければならないこと

②事業場の規模により衛生管理者の人数は異なること（下表のとおり）

③衛生管理者は原則として事業場に専属の者でなければならないこと（専属＝その事業場に所属していること）

④一定規模（1,001人以上）の事業場、また一定規模（501人以上）の事業場で坑内労働または一定の有害な業務に30人以上の労働者を従事させるものは、衛生管理者のうち少なくとも1人を専任の衛生管理者（衛生管理者の職務のみを行う）とする必要があること（※1）

⑤一定規模（501人以上）の事業場で一定の有害業務がある場合は、衛生管理者のうち1人を衛生工学衛生管理者免許を受けた者の中から選任する必要があること（※2）

⑥衛生管理者の選任にあたっては、免許等の資格要件があること。なお、衛生管理者の資格要件は事業場の業種によって異なること（15ページ3.参照）

　事業場の規模別による衛生管理者の人数、専任が必要な事業場、衛生工学衛生管理者免許所持者の中から選任が必要な事業場等は、以下のとおりです。

業　種	事業場の規模 （常時使用する労働者数）	衛生管理者 の人数	衛生管理者の選任	
			衛生管理者のうち1人を専任とすることが必要な事業場	衛生管理者のうち1人を衛生工学衛生管理者免許所持者から選任することが必要な事業場
すべての業種	50人未満	衛生管理者の選任義務はなし		
	50〜200人	1人	該当なし	
	201〜500人	2人		
	501〜1,000人	3人	※1の①参照	※2参照
	1,001〜2,000人	4人	該当 （※1の②参照）	
	2,001〜3,000人	5人		
	3,001人以上	6人		

※1　専任＝専ら衛生管理者の職務を行う者

　　①常時500人を超える労働者を使用する事業場で、坑内労働または労働基準法施行規則第18条に掲げる有害業務に常時30人以上の労働者を従事させるもの

　　②常時1,000人を超える労働者を使用するすべての事業場

※2　常時500人を超える労働者を使用する事業場で、坑内労働または労働基準法施行規則第18条第1，3，4，5，9号に掲げる有害業務に常時30人以上の労働者を従事させるもの

3.　選任すべき者の資格要件　　　〔安衛則第7条、第10条〕

事業場の業種に従って選任できる衛生管理者としての資格要件は、以下のとおりです。

業　　　種	免許等保有者
農林畜水産業、鉱業、建設業、製造業（物の加工業を含む。）、電気業、ガス業、水道業、熱供給業、運送業、自動車整備業、機械修理業、医療業及び清掃業	第1種衛生管理者免許もしくは衛生工学衛生管理者免許を有する者または医師、歯科医師、労働衛生コンサルタントなど
その他の業種	上記のほか、第2種衛生管理者免許を有する者

4.　衛生管理者の職務　　　　　　　〔安衛則第11条〕

（1）衛生管理者は、主に次の業務を行うこととなっています。

（昭和47年9月18日、基発第601号の1）

①健康に異常のある者の発見及び処置

②作業環境の衛生上の調査

③作業条件、施設等の衛生上の改善

④労働衛生保護具、救急用具等の点検及び整備

⑤労働衛生教育、健康相談その他労働者の健康保持に必要な事項

⑥労働者の負傷及び疾病、それによる死亡、欠勤及び移動に関する統計の作成

⑦その事業の労働者が行う作業が他の事業の労働者が行う作業と同一の場所において行われる場合における衛生に関し、必要な措置

⑧衛生日誌の記載等職務上の記録の整備など

（2）定期巡視

　　衛生管理者は、少なくとも毎週1回作業場等を巡視し、設備、作業方法または衛生状態に有害のおそれがあるときは、直ちに、労働者の健康障害を防止するため必要な措置を講じなければなりません。

※衛生管理者を選任したときは、「衛生管理者選任報告」（安衛則様式第3号）を所轄の労働基準監督署長あてに提出する必要があります（91ページ参照）。

3 産業医の選任 （労働安全衛生法第13条）

1. 産業医

労働安全衛生法第13条では、一定の規模以上の事業場について、一定の要件を有する医師のうちから「産業医」を選任し、労働者の健康管理等を行わせなければならないとしています。

2. 産業医の選任のポイント　　　　　〔安衛則第13条〕

①業種にかかわらず常時使用する労働者が50人以上の事業場は、選任すべき事由が発生した日から14日以内に産業医を選任しなければなりません
②事業場の規模により産業医の人数は異なります
③一定規模（1,000人以上）の事業場、及び一定の有害な業務に500人以上の労働者を従事させる事業場は、その事業場に専属の産業医を選任する必要があります
④産業医の資格は、医師であって一定の要件等の資格要件があります **（下記参照）**
⑤産業医を選任したときは、遅滞なく「産業医選任報告」（安衛則様式第3号）を所轄の労働基準監督署長あてに提出する必要があります。
⑥事業者が産業医を選任するにあたって、法人の代表者もしくは事業を営む個人（事業場の運営について利害関係を有しない者を除く。）または事業場においてその事業の実施を統括管理する者を選任することはできません。

3. 産業医の資格要件　　　　　　　　〔安衛則第14条〕

医師であって、次のいずれかの要件を備えた者
①厚生労働大臣の指定する者が行う研修（日本医師会認定の産業医学基礎研修、産業医科大学の産業医学基本講座と産業医学集中講座）の修了者
②産業医の養成等を行うことを目的とする医学の正規の課程を設置している産業医科大学その他の大学であって厚生労働大臣が指定するものにおいて当該課程を修めて卒業した者であって、その大学が行う実習を履修したもの
③労働衛生コンサルタント試験に合格した者で、その試験区分が保健衛生であるもの
④大学において労働衛生に関する科目を担当する教授、准教授、常勤講師またはこれらの経験のある者
⑤1998年9月30日において、産業医としての経験が3年以上である者（経過措置）

4. 産業医の職務　　　　　　〔安衛則第14条、第15条〕

（1）産業医は、主に次の事項を行うこととされています。

①健康診断の実施及びその結果に基づく労働者の健康を保持するための措置に関すること

②長時間労働者に対する面接指導並びにこれらの結果に基づく労働者の健康を保持するための措置に関すること

③ストレスチェックの実施並びに面接指導の実施及びその結果に基づく労働者の健康を保持するための措置に関すること

④作業環境の維持管理に関すること

⑤作業の管理に関すること

⑥労働者の健康管理に関すること

⑦健康教育、健康相談その他労働者の健康の保持増進を図るための措置に関すること

⑧労働衛生教育に関すること

⑨労働者の健康障害の原因の調査及び再発防止のための措置に関すること

（2）総括安全衛生管理者に対する勧告、衛生管理者に対する指導・助言

産業医は、労働者の健康障害の防止（（1）に掲げる事項）に関して、総括安全衛生管理者に対する勧告や衛生管理者に対する指導・助言をすることができます。

（3）定期巡視

少なくとも毎月1回（産業医が事業者から毎月1回以上、規定の情報の提供を受けている場合であって、事業者の同意を得ているときは、少なくとも2か月に1回）、作業場を巡視し、作業方法または衛生状態に有害のおそれがあるときは、直ちに、労働者の健康障害を防止するため必要な措置を講じなければなりません。

5. 産業医に対する労働者の健康管理等に必要な情報の提供〔安衛則第14条の2〕

産業医を選任した事業者は、産業医に対して、以下のアからウまでの情報を提供しなければなりません（安衛則第14条の2）。

ア　①健康診断、②長時間労働者に対する面接指導、③ストレスチェックに基づく面接指導実施後の既に講じた措置または講じようとする措置の内容に関する情報（措置を講じない場合は、その旨・理由）

イ　時間外・休日労働時間が1か月当たり80時間を超えた労働者の氏名・当該労働者に係る当該超えた時間に関する情報

ウ　労働者の業務に関する情報であって産業医が労働者の健康管理等を適切に行うために必要と認めるもの**（18ページ上段のコラム参照）**

コラム

事業者から収集すべき情報

　労働安全衛生規則第14条の2に基づき事業者が産業医に対して提供しなければならない情報（17ページ参照）のうち、「第3号：労働者の業務に関する情報であって産業医が健康管理等を適切に行うために必要と認めるもの」については、通達（平成31年3月29日、基発0329第2号）で①労働者の作業環境、②労働時間、③作業態様、④作業負荷の状況、⑤深夜業等の回数・時間数などのうち、産業医が労働者の健康管理等を適切に行うために必要と認めるものが含まれるとし、具体的には、事業場ごとに、あらかじめ、事業者と産業医とで相談しておくことが望ましいとされています。

　そこで、多くの産業医の参考になるよう、収集情報の実態調査およびコンセンサス調査が実施され、事業者から入手すべき情報が26項目に整理されています*)。(1)企業の概要・背景、(2)事業場の組織図、(3)安全衛生スタッフの構成、(4)従業員構成・人数、(5)健康情報等に関する取扱規定、(6)就業上の配慮を検討すべき労働者の状況、(7)勤務形態・勤務時間等、(8)休復職支援や両立支援に関する制度、(9)健康保険組合、(10)年間スケジュール、(11)安全・衛生・健康上のハザードに関する情報、(12)危機管理体制の有無とその内容、(13)当該事業場において発生した際に、事業や労働負荷に大きな影響を与える可能性がある災害や報道の具体例、(14)実際に、前項目のような災害や報道が発生した際の状況、(15)安全衛生上の課題やリスク、(16)経営状態の変化、(17)労働基準監督官による査察の事実と指導内容、(18)安全衛生委員会の議事録、(19)衛生管理者による職場巡視記録、(20)長時間勤務者の発生状況・概要、(21)定期健康診断結果、(22)特殊健康診断結果、(23)ストレスチェックの結果、(24)作業環境測定結果、(25)事故・災害の発生件数・概要、(26)重大事故・重大災害の発生情報

＊) Minohara et al. Environ Occup Health Practice 2021

（産業医科大学産業生態科学研究所教授　森　晃爾）

コラム

産業保健活動をチームで進めるための実践的事例集

　厚生労働省は、2019年3月に「産業保健活動をチームで進めるための実践的事例集」を、同省のホームページ上で公開しました。近年、労働安全衛生法令上は産業医の機能が強化されていますが、事業場における実践においては、必要に応じて外部機関等も活用しながら、産業医をリーダーとする産業保健チームの体制を作り、多くの課題に連携して対応することが重要です。そこで、この事例集では、産業医と産業医以外の産業保健スタッフのチームにおける役割や具体的なチーム体制等の基本を記述するとともに、産業保健活動をチームで進めることによる効果を実感できるよう、産業保健活動の基盤整備と健康管理に係る個別活動に分けて、合計10の「産業保健チームによる課題解決事例」が、図表を用いて分かりやすく紹介されています。

https://www.mhlw.go.jp/content/000492931.pdf

（産業医科大学産業生態科学研究所教授　森　晃爾）

情報通信機器を用いた産業保健活動

　インターネット関連技術の発展により、情報通信機器を用いた遠隔での産業保健活動（遠隔産業保健活動）のニーズが高まっていました。そこに、新型コロナウイルスパンデミックが発生して、在宅勤務が増え、対面での産業保健活動が制限されていた環境によって、遠隔産業保健活動の導入が一気に加速しました。遠隔産業保健活動は、嘱託産業医等の時間を限定してサービスを提供している産業保健スタッフでも事業場のニーズに柔軟に対応でき、時間やコストが軽減できるという利点があります。一方、情報やコミュニケーション不足により活動の質の低下に繋がる恐れがあります。

　そこで、厚生労働省は、2021年3月に**「情報通信機器を用いた産業医の職務の一部実施に関する留意事項等について（基発0331第4号）」**を発出して、共通の留意事項とともに職務ごとに留意事項を整理しました。この内容は、法定の産業医活動に限定したものですが、産業保健活動全般において参考になります。

　さらに基発が出された以降の経験で、産業保健サービスを提供する側も、それを受ける側も、現在のテクノロジーを用いた遠隔での産業保健の利点と限界がより明らかになってきました。限界を何らかの方法で補いながら利点を増やすことができれば、より効率的なサービス提供が可能となります。今後の産業保健活動では、より積極的な情報通信機器の活用が期待されます。

（産業医科大学産業生態科学研究所教授　森　晃爾）

産業衛生専門医制度と産業保健看護専門家制度

　産業医や産業保健看護職の中には、産業保健分野でキャリアを積む専門職と、医療職として他の分野で研鑽を積み、その一部の時間または期間において産業保健分野での業務を行う専門職がいます。このうち、産業保健分野でキャリアを積む専門職のための体系的な制度として、日本産業衛生学会が産業衛生専門医制度と産業保健看護専門家制度を提供しています。

　産業衛生専門医は、初期臨床研修後に社会医学系専門医または臨床分野の基本領域専門医を取得したうえで、産業衛生指導医のもとの実務修練医の後に専門医資格認定試験に合格することによって取得できます。その際の実務修練医は、基本は3年間ですが、社会医学系専門医の場合にはその際の副分野によって1年または2年が基本となっています。

　産業保健看護専門家は、登録者試験に合格したうえで、産業保健看護に係る実務経験（5年以上）と基礎研修等の要件を満たすとともに、上級専門家に専門家認定試験を受けるにふさわしい能力があることの確認を受けることによって認定試験を受験することができます。

　昨今の産業保健は、法令の規制を前提としながら、労働安全衛生マネジメントシステムや健康経営を基盤に自主的、自律的な取り組みが促進されていますので、今後、体系的な研修を受けた専門家の役割が大きくなります。これらの制度を利用してより多くの産業保健分野の専門職が育成され、事業場において活用されることが期待されます。詳細は、それぞれのホームページで確認してください。

（産業医科大学産業生態科学研究所教授　森　晃爾）

安全衛生推進者、衛生推進者の選任
（労働安全衛生法第12条の2）

1. 安全衛生推進者、衛生推進者

　労働安全衛生法第12条の2では、常時10～49人の労働者を使用する事業場では、安全衛生推進者（一定の業種については、衛生推進者）を選任し、その者に事業場における安全衛生に係る業務（衛生推進者にあっては、衛生に係る業務）を担当させることとなっています。

2. 安全衛生推進者、衛生推進者の選任

　安全衛生推進者（衛生推進者）を選任しなければならない事業場は、常時使用する労働者が10～49人で、業種は以下のとおりです。

選任すべき推進者	業　　　種
安全衛生推進者	林業、鉱業、建設業、運送業、清掃業、製造業（物の加工業を含む）、電気業、ガス業、熱供給業、水道業、通信業、各種商品卸売業、家具・建具・じゅう器等卸売業、各種商品小売業、家具・建具・じゅう器小売業、燃料小売業、旅館業、ゴルフ場業、自動車整備業、機械修理業
衛生推進者	上記以外の業種

選任すべき事由が発生した日から14日以内に選任することが必要です。

3. 選任すべき者の資格要件　　　〔安衛則第12条の3〕

　安全衛生推進者、衛生推進者の資格要件は、「都道府県労働局長の登録を受けた者が行う講習（労働基準協会等が行う安全衛生推進者養成講習会、または衛生推進者養成講習会）を修了した者その他安全衛生推進者（衛生推進者）の業務を担当するのに必要な能力を有すると認められる者」となっています。このうち、「必要な能力を有すると認められる者」は以下のとおりです。

安全衛生推進者等の選任に関する基準（昭和63年労働省告示第80号）

①学校教育法による大学または高等専門学校を卒業した者（職業能力開発総合大学校における長期課程の指導員訓練を修了した者を含む）で、その後1年以上安全衛生の実務（衛生推進者にあっては、衛生の実務。以下、同じ）に従事した経験を有する者

②学校教育法による高等学校または中等教育学校を卒業した者で、その後3年以上安全衛生の実務に従事した経験を有する者

③5年以上安全衛生の実務に従事した経験を有する者

④厚生労働省労働基準局長が前3号に掲げる者と同等以上の能力を有すると認める者

　上記④としては、安全衛生推進者については、「安全管理者の資格及び衛生管理者の資格を有

する者」、「衛生管理者の有資格者で、資格取得後1年以上安全の実務に従事した経験を有する者」、「労働安全コンサルタント」、「労働衛生コンサルタント」などが、衛生推進者については、「衛生管理者の資格を有する者」、「安全管理者の有資格者で、資格取得後1年以上衛生の実務に従事した経験を有する者」などが具体的に示されています（昭和63年12月9日、基発第748号）。

　また、安全衛生推進者（衛生推進者）は、その事業場に専属の者を選任する必要がありますが、「労働安全コンサルタント」、「労働衛生コンサルタント」、「安全管理者又は衛生管理者の有資格者で、資格取得後5年以上安全衛生の実務（衛生推進者は、衛生の実務）に従事した経験を有する者」であれば、事業場に専属でない者を選任することができます。

4.　安全衛生推進者、衛生推進者の職務

①労働者の危険または健康障害を防止するための措置に関すること
②労働者の安全または衛生のための教育の実施に関すること
③健康診断の実施その他健康の保持増進のための措置に関すること
④労働災害の原因の調査及び再発防止対策に関すること
⑤その他労働災害を防止するために必要な業務

　「衛生推進者」については、上記の職務のうち衛生にかかる事項に限ります。

　また、厚生労働省の通達（昭和63年9月16日、基発第602号）では、安全衛生推進者または衛生推進者の職務を以下のとおり具体的に示しています。

i　施設、設備等（安全装置、労働衛生関係設備、保護具等を含む）の点検及び使用状況の確認並びにこれらの結果に基づく必要な措置に関すること

ii　作業環境の点検（作業環境測定を含む）及び作業方法の点検並びにこれらの結果に基づく必要な措置に関すること

iii　健康診断及び健康の保持増進のための措置に関すること

iv　安全衛生教育に関すること

v　異常な事態における応急措置に関すること

vi　労働災害の原因の調査及び再発防止対策に関すること

vii　安全衛生情報の収集及び労働災害、疾病・休業等の統計の作成に関すること

viii　関係行政機関に対する安全衛生に係る各種報告、届出等に関すること

5.　安全衛生推進者、衛生推進者の選任時の留意事項　〔安衛則第12条の4〕

　安全衛生推進者（衛生推進者）を選任したときは、事業場内の見やすい個所に安全衛生推進者（衛生推進者）の氏名を掲示する等（安全衛生推進者等に腕章をつけさせたり、特別の帽子を着用させたりすることを含む）により周知する必要があります。

5 衛生委員会の設置と活動 (労働安全衛生法第18条)

1. 衛生委員会

　労働安全衛生法第18条では、常時50人以上の労働者を使用する事業場ごとに衛生委員会を設置し、労働者の健康障害防止の基本対策等を調査・審議することとなっています。なお、委員会の設置が義務付けられていない事業場では、関係労働者の意見を聴く機会を設ける必要があります（安衛則第23条の2）。

2. 衛生委員会の設置が必要な事業場

業　　　種	事業場の規模（常時使用する労働者数）
すべての業種	50人以上

3. 衛生委員会の委員

①総括安全衛生管理者または事業の実施を統括管理する者、もしくはこれに準ずる者で事業者が指名した者
②衛生管理者のうちから事業者が指名した者
③産業医のうちから事業者が指名した者
④事業場の労働者で衛生に関し経験を有する者のうちから事業者が指名した者
※このほか、「事業場の労働者で、作業環境測定を実施している作業環境測定士」を衛生委員会の委員として指名することができます。

4. 委員の推薦

　委員のうち、「総括安全衛生管理者または事業の実施を統括管理する者、もしくはこれに準ずる者で事業者が指名した者」以外の委員の半数は、労働者の過半数で組織する労働組合があるときはその労働組合、労働者の過半数で組織する労働組合がないときは労働者の過半数を代表する者の推薦に基づくことが必要です。

5. 衛生委員会の議長

　委員のうち、「総括安全衛生管理者または事業の実施を統括管理する者、もしくはこれに準ずる者で事業者が指名した者」は1人とされており、この者が委員会の議長となります。

6. 調査・審議する事項　〔安衛法第18条第1項、安衛則第22条〕

①労働者の健康障害を防止するための基本となるべき対策に関すること

②労働者の健康の保持増進を図るための基本となるべき対策に関すること

③労働災害の原因及び再発防止対策で、衛生に係るものに関すること

④その他労働者の健康障害の防止及び健康の保持増進に関する重要事項

※**安衛則第22条で「衛生委員会の付議事項」を規定しています。**

7. 衛生委員会の開催等　　　　　　　〔安衛則第23条〕

①委員会の開催

　委員会は、毎月1回以上開催するようにしなければなりません。

②議事の概要の周知

　委員会を開催するたびに、遅滞なく、議事の概要を以下のいずれかの方法で労働者に周知する必要があります。

　　Ⅰ　常時、作業場の見やすい場所への掲示または備え付け

　　Ⅱ　書面の労働者への交付

　　Ⅲ　磁気テープ・磁気ディスク等への記録とその内容を常時確認できる機器の各作業場への設置

③記録の作成と保存

　委員会を開催したときは、委員会の意見と当該意見を踏まえて講じた措置の内容、委員会における議事で重要なものを記録し、3年間保存する必要があります。

コ ラ ム

衛生委員会における産業医の活用

　産業医は、衛生委員会の正式なメンバーになっており、労働安全衛生規則で「**産業医は、衛生委員会等に対して、労働者の健康を確保する観点から、必要な調査審議を求めることができる。**」(**第23条第5項**)と規定されています。限られた産業医活動の時間を割くわけですから、時間を有効に利用したいところです。

　専門的に産業保健活動を行っている産業医が、衛生委員会でどのように貢献しているか、フォーカスグループディスカッションとアンケートを組み合わせて調査したところ、産業医として情報収集やコミュニケーションの場として活用するほか、様々な発言をすることによって貢献している姿が明らかになりました。このうち、発言は、医学情報や労働衛生上の情報の提供、職場巡視の結果など産業医活動を通じて分かった情報の提供、健康課題とその対策について労使の理解を求めること、計画の遂行の助言や担当者のサポートなど労働衛生活動の推進を支援することなどの狙いに分類されました。

　関連する論文は日本語で書かれており、インターネット経由で入手可能です。

(永田昌子ほか、衛生学雑誌　2019：https://www.jstage.jst.go.jp/article/jjh/74/0/74_18022/_pdf)

(産業医科大学産業生態科学研究所教授　森　晃爾)

6 有害な業務を行う上で必要な資格等
（労働衛生関係のみ）

（1）就業制限の業務〔免許等の資格が必要な業務・労働安全衛生法第61条〕

関係規則	免許が必要な業務	必要な免許の種類
高圧則第12条	潜水器を用い、かつ、空気圧縮機若しくは手押しポンプによる送気又はボンベからの吸気を受けて水中において行う業務（令第20条第9号）	潜水士免許

（2）作業主任者の選任が必要な作業〔労働安全衛生法第14条〕

選任すべき作業主任者	作業主任者の選任が必要な作業	作業主任者に必要な資格
高圧室内作業主任者	高圧室内作業 （令第6条第1号・高圧則第10条）	高圧室内作業主任者免許を受けた者
エックス線作業主任者	令別表第2第1号又は第3号に掲げる放射線業務にかかる作業 （令第6条第5号・電離則第46条）	エックス線作業主任者免許を受けた者
ガンマ線透過写真撮影作業主任者	ガンマ線照射装置を用いて行う透過写真の撮影の業務 （令第6条第5号の2・電離則第52条の2）	ガンマ線透過写真撮影作業主任者免許を受けた者
特定化学物質作業主任者	特定化学物質製造・取扱い作業 （令第6条第18号・特化則第27条）	特定化学物質及び四アルキル鉛等作業主任者技能講習修了者
石綿作業主任者	石綿等取扱い等作業 （令第6条第23号・石綿則第19条）	石綿作業主任者技能講習修了者
鉛作業主任者	令別表第4第1号から第10号に掲げる鉛業務にかかる作業 （令第6条第19号・鉛則第33条）	鉛作業主任者技能講習修了者
四アルキル鉛等作業主任者	令別表第5第1号から第6号、第8号に掲げる四アルキル鉛業務にかかる作業 （令第6条第20号・四鉛則第14条）	特定化学物質及び四アルキル鉛等作業主任者技能講習修了者
酸素欠乏危険作業主任者	第1種酸素欠乏危険作業 〔酸欠危険場所〕 （令第6条第21号・酸欠則第11条）	酸素欠乏危険作業主任者技能講習修了者 酸素欠乏・硫化水素危険作業主任者技能講習修了者
	第2種酸素欠乏危険作業 〔酸欠及び硫化水素中毒の危険場所〕 （令第6条第21号・酸欠則第11条）	酸素欠乏・硫化水素危険作業主任者技能講習修了者
有機溶剤作業主任者	屋内作業場等における有機溶剤業務 （令第6条第22号・有機則第19条）	有機溶剤作業主任者技能講習修了者

※ここに掲げられたものは、労働衛生関係のみであり、安全関係（危険の防止）についての特別教育、就業制限業務、作業主任者の選任もあることに留意してください。

（3）特別教育を必要とする業務〔労働安全衛生法第59条第3項〕

関係規則	特別教育が必要な業務		特別教育の内容等
高気圧作業安全衛生規則	①作業室及び気閘室へ送気するための空気圧縮機を運転する業務（高圧則第11条）、②高圧室内作業に係る作業室への送気の調節を行うためのバルブ又はコックを操作する業務（同）、③気閘室への送気又は気閘室からの排気の調節を行うためのバルブ又はコックを操作する業務（同）、④潜水作業者への送気の調節を行うためのバルブ又はコックを操作する業務（同）、⑤再圧室を操作する業務（同）、⑥高圧室内作業に係る業務（同）		高気圧業務特別教育規程
四アルキル鉛中毒予防規則	令別表5に掲げる四アルキル鉛等の業務（四鉛則第21条）		四アルキル鉛等業務特別教育規程
酸素欠乏症等防止規則	第1種酸素欠乏危険場所における作業の業務（酸欠則第12条）		酸素欠乏危険作業特別教育規程
	第2種酸素欠乏危険場所における作業の業務（酸欠則第12条）		
電離放射線障害防止規則	エックス線装置又はガンマ線照射装置を用いて行う透過写真の撮影の業務（電離則第52条の5）		透過写真撮影業務特別教育規程
	加工施設、再処理施設又は使用施設等の管理区域内において核燃料物質若しくは使用済み燃料又はこれらによって汚染された物を取り扱う業務（電離則第52条の6）		核燃料物質等取扱業務特別教育規程
	原子炉施設の管理区域内において、核燃料物質若しくは使用済燃料又はこれらによって汚染された物を取り扱う業務（電離則第52条の7）		
	事故由来廃棄物等の処分の業務（電離則第52条の8）		事故由来廃棄物等処分業務特別教育規程
	特例緊急作業に係る業務（電離則第52条の9）		特例緊急作業特別教育規程
粉じん障害防止規則	特定粉じん作業に係る業務（粉じん則第22条）		粉じん作業特別教育規程
石綿障害予防規則	石綿等が使用されている建築物等の解体等の作業		石綿使用建築物等解体等業務特別教育規程
労働安全衛生規則	ダイオキシン類対策特別措置法施行令別表第1第5号に掲げる廃棄物焼却炉を有する廃棄物の焼却施設における下記の業務		安全衛生特別教育規程第21条（廃棄物の焼却施設に関する業務に係る特別教育）
		廃棄物の焼却施設におけるばいじん及び焼却灰その他の燃え殻を取り扱う業務（安衛則第36条）	
		廃棄物の焼却施設に設置された廃棄物焼却炉、集じん機等の設備の保守点検等の業務（安衛則第36条）	
		廃棄物の焼却施設に設置された廃棄物焼却炉、集じん機等の設備の解体等の業務及びこれに伴うばいじん及び焼却灰その他の燃え殻を取り扱う業務（安衛則第36条）	
除染電離則	土壌等の除染等の業務又は廃棄物収集等業務（除染電離則第19条）		除染等業務特別教育及び特定線量下業務特別教育規程
	特定線量下業務（除染電離則第25条の8）		

7 労働安全衛生マネジメントシステム

1. マネジメントシステム

マネジメントシステムは、特定の経営上の目的を達成するための仕組みであり、文書化されたルールと組織化・役割分担された要員で構成されます。また特徴として、**①トップによる基本方針の明確化、文書化、内外への周知、②方針によって明確になったマネジメントシステムの目的を達成するために、目標の設定、計画の策定、評価および監査の実施、改善案の策定と実行による継続的な改善の仕組み、③仕組みの文書化、④活動内容の記録**、が挙げられます。

2. OHSMSの目的

事業場では労働安全衛生法令や企業の自主的な取組に基づく様々な安全衛生活動が行われています。労働安全衛生マネジメントシステム（OHSMS : Occupational Health and Safety Management System）は、これらの法令や自主的な活動を組織的かつ体系的に運用管理するための仕組みです。OHSMSの中心であるPDCAサイクルで、事業場の安全衛生水準の向上に継続的に取り組むことによって、労働災害の防止のみならず、働く人すべてが健康で安全が確保できる職場の形成を目指します。

3. OHSMSの特徴

（1）経営トップが安全衛生方針を表明することで、事業運営と一体となって運用できます。

（2）労働者の意見をOHSMSに反映することで、組織的に取り組むことができます。

（3）OHSMSには、計画（Plan）－実施（Do）－評価（Check）－改善（Act）が組み込まれており、PDCAサイクルが回る仕組みとなっています。

（4）明文化、記録化により、安全衛生活動を確実に実施し、ノウハウを継承できます。

（5）危険性又は有害性の調査（リスクアセスメント）及びその結果に基づく措置の実施により、災害を起こす前の予防的管理が可能になります。

OHSMS全体の業務フロー

事業者による安全衛生方針の表明

PDCAサイクル

- 危険性又は有害性等の調査の実施（P）
- 安全衛生目標の設定（P）
- 緊急事態への対応等（P） ／ 安全衛生計画の作成（P）
- 安全衛生計画の実施等（D）
- 日常的な点検、改善等（C・A） 労働災害発生原因の調査等（C・A）
- システム監査の実施（C） → 改善（A）

基本要素

- 体制の整備
- 労働者の意見の反映
- 明文化
- 記 録

システムの見直し

（**P**）計画、（**D**）実施、（**C**）評価、（**A**）改善を意味します

ISO45001で産業保健を運用する方法

　マネジメントシステムは、継続的改善の流れであるPlan-Do-Check-Actで運用されます。ある活動が実行（Do）されるためには、計画（Plan）に盛り込まれることが基本となります。ISO45001には、「取組みの計画」と「目標を達成するための計画」の2つの計画が用意されています。このうち「取組みの計画」は、1）決定したリスク及び機会に対処する、2）法的要求事項及びその他の要求事項に対処する、3）緊急事態への準備をし、対応する、といった３つのインプットが想定されています。つまり、産業保健活動をISO45001の計画に乗せるためには、

- ● **労働安全衛生リスク及びOHSMSに対するその他のリスク**
- ● **労働安全衛生機会及びOHSMSに対するその他の機会**
- ● **法的要求事項**
- ● **企業や事業場としてその他の要求事項**
- ● **緊急事態として必要な活動**

のいずれかに位置づけ、取組みの計画を立案するか、

- ● **安全衛生目標**

に含めて、目標を達成するための計画を立案するか、のいずれかを選択する必要があります。

　一方、「化学物質による健康障害防止対策」や「メンタルヘルス対策」といった、目的別に分類された活動の中には、計画にインプットされる様々な要素が含まれています。そのため、本来行うべき産業保健活動を分解する必要があります。たとえば、ストレスチェックを労働安全衛生リスクの評価として捉え、リスクの許容レベルをあらかじめ決めておき、その結果に基づき職場環境改善のための計画を立案するという流れを措定し、また一定期間メンタルヘルス不調で休職した従業員に対しては、企業で決めたその他の要求事項である復職プロセスを運用するといったことも考えられます。さらには、ワーク・エンゲイジメントの向上を安全衛生目標として位置づけ、目標達成のためのポジティブメンタルヘルス研修を行うこともできます。

　ISOにおけるプロセスとは、手順だけでなく、「手順を実行できる力量を持った人」及び「手順を実行できる適切な機械設備等」が含まれる概念であるため、それを実行できるための体制づくりも必要となります。事業場内産業保健スタッフのケアの推進のための人材確保と育成、適切なラインによるケア推進のための管理監督者研修もISO45001の中では力量を確保するための取組として位置づけて管理することができます。

参考：森晃爾編著『産業保健スタッフのためのISO45001―マネジメントシステムで進める産業保健活動』（中央労働災害防止協会）

（産業医科大学産業生態科学研究所教授　森　晃爾）

ISO45000シリーズの開発と活用

　国際規格を発行する国際標準化機構（ISO）では、各領域の課題の規格化を図るための技術委員会が設置され、作業が行われることになっています。労働安全衛生領域は、TC283と呼ばれる技術委員会が担当しており、この委員会での手続きを経て、2018年３月に労働安全衛生マネジメントシステム（OHSMS）規格であるISO45001を正式に発行されました。そして、その後も規格の見直しや関連規格を検討するためにTC283は存続しており、ISO45001も発行後５年を経過し、見直すべき事項について検討が行われています。

　ISO規格は、加盟国から新作業項目の提案（NP）がなされると、参加国の提案や投票によって、作業原案（WD）、委員会原案（CD）、国際規格原案（DIS）、最終国際規格案（FDIS）といった段階を経て国際規格（IS）になります。また、緊急のニーズに対応するために、ISOの作業部会の専門家のコンセンサス、あるいはISOの外部組織のコンセンサスのいずれかを得て発行される公開仕様書（PAS）や、技術開発途上のもの、あるいは将来的に国際規格となる可能性があるものが技術仕様書（TS）などの刊行物になることもあります。

　マネジメントシステム規格の場合、関連した規格に連番が振られて策定されることになるため、一括りに「ISO45000シリーズ」といった呼び方をすることもあります。ISO45000シリーズとしては、45002（ISO45001実施の一般指針、2023年２月IS発行済）、45003（職場の精神的な安全衛生－指針、2021年６月IS発行済）、45004（パフォーマンス評価、DIS段階）、45005（パンデミック中の安全な仕事、2020年12月PAS発行済）、45006（感染症の予防及び管理－組織のための一般指針、DIS段階）といったように続いています（各段階は2023年４月現在）。これらの規格は、OHSMSの中にうまく取り込んで運用することが望ましい内容の指針という位置づけです。すでに発行済の規格のうち45003は労働者の心理社会的健康障害リスクの管理を目的としたものであり、ISO45001を基盤とした産業保健活動において参考にしていきたいところです。

（産業医科大学産業生態科学研究所教授　森　晃爾）

III 職場における健康障害防止対策の基本

1 化学物質による健康障害防止対策と関連法令

（1）化学物質の健康障害発生の経路

　化学物質は、作業環境中に拡散し、そこで作業をする労働者がばく露し、経気道的、経口的、経皮的なルートで体内に取り込まれます。取り込まれた化学物質は、血流によって体内に分布し、主に肝臓等で代謝され、排出されます。物質によっては、体内に長期に蓄積されるものもあります。この過程で、化学物質そのもの、または代謝物が生体機序に影響を及ぼし、化学物質ごとに特定の臓器（標的臓器）に健康障害を発生させます。化学物質へのばく露は、短時間にばく露するものから、長期間にわたり、少量に継続ばく露するもの、比較的多量のばく露を断続的に繰り返すものなど様々です。一方、生じる健康影響は、ばく露直後に現れる急性影響と、反復または長期間のばく露による慢性影響があります。また、ばく露期間にかかわらず、ばく露終了後の一定期間後に健康障害が発生する晩発性の影響（晩発性障害）もあります。

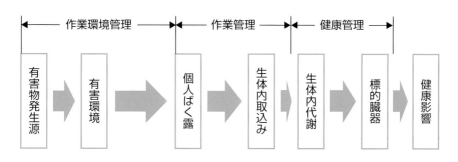

図　化学物質による健康障害の発生と対策

（2）化学物質による健康障害防止対策

　化学物質による健康障害の発生防止対策は、
① 密閉化や局所排気装置などによる発散・拡散の抑制対策
② 作業方法の改善や作業時間の短縮による労働者のばく露低減対策
③ 保護具の着用による体内取込み低減対策

があります。これらの対策のうち、より根本的な対策である①の発散・拡散の抑制対策が優先されるべきですが、諸事情により実施が難しい場合には、次善の策として②や③の対策を実施します。しかし、これらの対策によって完全に体内取込みを防止して、有害要因による健康障害の可能性をなくすことができない場合が多く、健康影響を早期に発見して労働者をばく露から隔離したり、早期に治療するために行われる、特殊健康診断が重要になります。

（3）管理状況の評価方法と指標

　健康障害防止のための多段階の対策を、効果的かつ効率的に行っていくためには、管理状況を評価して、必要に応じて改善することが必要です。それぞれの段階における対策について、多くの化学物質やその他の有害要因について、評価方法と判断基準が存在します。このうち、生物学的モニタリングは、血液や尿を取り扱う関係から特殊健康診断に併せて実施されます。

表　対策と管理状況の評価方法

対　策	評価方法	基準値
発散・拡散の抑制対策	作業環境測定	管理濃度、許容濃度
ばく露低減対策	個人ばく露測定	許容濃度、ばく露限界値
体内取込み低減対策	生物学的モニタリング	生物学的許容値

　「管理濃度」とは、作業環境管理を進める上で、有害物質に関する作業環境の状態を評価するために、作業環境測定基準に従って実施した作業環境測定の結果から作業環境管理の良否を判断する際の管理区分を決定するための指標です。
　「許容濃度」とは、労働者が1日8時間、1週間40時間程度、肉体的に激しくない労働強度で有害物質にばく露される場合に、当該有害物質の平均ばく露濃度がこの数値以下であれば、ほとんどすべての労働者に健康上の悪い影響が見られないと判断される濃度です。
　「生物学的許容値」とは、生物学的モニタリング値がその勧告値の範囲内であれば、ほとんどすべての労働者に健康上の悪い影響がみられないと判断される濃度です。

（4）法令による規制

　現在、産業界では数万種類もの化学物質が使用されています。このうち、比較的使用頻度が高く、健康障害発生リスクが高い化学物質については、労働安全衛生法および関連法令で管理方法の規制が行われています。化学物質による安全衛生上の対策について規定した厚生労働省令には、有機溶剤中毒予防規則、鉛中毒予防規則、四アルキル鉛中毒予防規則、特定化学物質障害予防規則があります。粉じん等については、粉じん障害防止規則と石綿障害予防規則があります。

コ　ラ　ム

発がん性のおそれがある有機溶剤の規制

　詳細な化学物質規制については、基本的に、有機溶剤は有機溶剤中毒予防規則（有機則）で、発がん性物質は特定化学物質障害予防規則（特化則）の特別管理物質として行われていますが、発がん性を有する有機溶剤については、「特別有機溶剤」と位置づけられ、発がん性に着目した規制が行われています。

　最初（2013年1月1日）にこの方法による規制が行われたエチルベンゼンを例に基本的な内容を解説します。エチルベンゼン（規制は屋内作業場における塗装業務に限定）は、特化則上は、第二類物質・特別管理物質と位置付けられています。同時に有機溶剤としての性質を持っています。エチルベンゼン含有量が1％以上の場合は特化則が適用され、さらにエチルベンゼンと他の有機溶剤を合わせた含有率が5％以上の場合には有機則が適用されます。そして、発散抑制や呼吸用保護具、作業主任者の選任、作業環境測定や特殊健診および記録の保存について、それぞれ法令の適用を行うという方法になっています。法令上は整合性が取れた規制内容となっていますが、実際に順守するためには複雑すぎる内容といわざるを得ません。

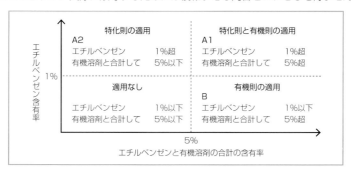

　エチルベンゼン以外にも、1,2-ジクロロプロパン（屋内作業場における洗浄・払拭の業務に限定）およびクロロホルムほか9物質（屋内作業場等において行う有機溶剤業務）が対象となっており、全部で12種類の有機溶剤が対象です。

（産業医科大学産業生態科学研究所教授　森　晃爾）

2 化学物質等の表示・文書交付制度

化学物質による労働災害を防止するためには、化学物質の危険有害性などの情報が確実に伝達され、情報を入手した事業者が、情報を活用してリスクアセスメントを実施し、リスクにもとづく合理的な化学物質管理を行うことが重要です。安衛法では、労働者に危険や健康障害を及ぼすおそれのある物質について、ラベルと安全データシート（SDS）による情報伝達およびリスクアセスメントを行うべきことを規定しています。

（1）ラベル表示・SDS交付制度の対象物質

【義務となっているもの】（※2022年10月1日現在）

ラベル表示義務とSDS交付義務の対象物質（674物質及びそれを含有する混合物）

①労働安全衛生法施行令別表第3第1号で定める製造許可物質（7物質）

②労働安全衛生法施行令別表第9で定める表示・通知義務対象物質（667物質）

③上記物質を含有する混合物（裾切値有り）。

※「裾切値」とは、当該物質の含有量がその値未満の場合、ラベル表示とSDS交付の義務の対象とならない値です。

【努力義務となっているもの】

労働安全衛生規則第24条の14及び第24条の15にもとづき、表示義務または文書交付義務の対象物質以外の危険有害性を有するすべての化学物質、及びそれを含有する混合物についても、ラベル表示及びSDS交付が努力義務とされています。※主として、一般消費者の生活の用に供するための製品は除きます。

なお、新たな化学物質規制の導入にともない、ラベル・SDSの伝達や、リスクアセスメントの実施義務対象物質が大幅に増加します（国によるGHS分類で危険性・有害性が確認された全ての物質を順次追加）。

（2）ラベルの記載事項

①名称（ラベル表示の名称とSDSの名称を一致させる）

②注意喚起語

③人体に及ぼす作用

④安定性及び反応性

⑤貯蔵又は取扱い上の注意（化学物質等のばく露等による被害を防止するために取るべき措置を記載する）

⑥標章（絵表示／ピクトグラム）
⑦表示をする者の氏名（法人名）、住所及び電話番号

（3）ラベル表示の方法

①容器・包装にラベルを印刷または貼付する
②二重包装の場合は原則として内側に表示する
③事業場内では、取り扱う労働者が理解できる言語で表示する

（4）SDS交付の方法

　文書の交付のほか、相手方が容易に確認できる方法であれば、磁気ディスク・光ディスクその他の記録媒体の交付、FAX送信、電子メール送信、通知事項が記載されたホームページのアドレス、二次元コード等を伝達し、閲覧を求めることなどによる通知が可能です。SDSは、化学品を譲渡提供する時までに交付します。

（5）SDSの記載事項

①名称（SDSの名称とラベルの名称を一致させる）
②成分及びその含有量
③物理的及び化学的性質（モデルSDSなどを参考にして、化学物質の外観、pH、融点、沸点、引火点、蒸気圧、溶解度等を記載する）
④人体に及ぼす作用（急性毒性、皮膚腐食性・刺激性、発がん性等の有害性に関するGHS分類情報を記載する）
⑤貯蔵又は取扱い上の注意（適切な保管条件、混触禁止物質との分離を含めた取扱い上の注意、管理濃度や許容濃度等、設備対策や保護具等の情報を記載）
⑥流出その他の事故が発生した場合に講ずべき応急の措置
⑦通知を行う者の氏名、住所及び電話番号（化学物質等を譲渡・提供する者の氏名（法人の場合は法人名）、住所及び電話番号を記載する）
⑧危険性又は有害性の要約
⑨安定性及び反応性（化学物質等の危険性に関する情報を記載する）
⑩適用される法令
⑪その他参考となる事項
※SDSの記載に当たっては、厚生労働省が作成し公表しているモデルSDSを参考にすることができます。

【参考】経済産業省・厚生労働省『化管法・安衛法・毒劇法におけるラベル表示・SDS提供制度』（2022年10月）p34～37

化学物質への直接接触の防止と「皮」および「Skin」

　直接接触による健康障害を引き起こす化学物質の性質には、皮膚の刺激性や腐食性といった皮膚障害と皮膚から吸収され健康障害を引き起こし得る有害性の2つがあります。化学物質の安全データシート（SDS）上は、前者は皮膚腐食性／刺激性といった健康の有害性として示されます。また、後者については、日本産業衛生学会の許容濃度等では、「皮」マーク、ACGIHが発行するTLV® では「Skin」として示されます。それぞれ定義は、**「皮膚と接触することにより、経皮的に吸収される量が全身への健康影響または吸収量からみて無視できない程度に達することがあると考えられる物質」**（日本産業衛生学会）、**「全体のばく露のうち、皮膚や粘膜、眼からのばく露が無視できない割合となる可能性のあること」**（ACGIH）となっています。

　現行の規制としては、特定化学物質障害予防規則で、事業者は、一定の特定化学物質について、皮膚に障害を与えたり、皮膚から吸収されたりすることにより障害をおこすおそれがある作業では、労働者に保護眼鏡、不浸透性の保護衣、保護手袋および保護長靴を使用させなければならないと規定されています（特化則第44条第2項）。ここでいう一定の特定化学物質とは、特化則第1類物質及び第2類物質のうち、「皮」や「Skin」が付いているものが対象となっています。

　2022年の「職場における化学物質等の管理のあり方に関する検討会」報告書に基づく労働安全衛生規則の改正では、対象が拡大され、皮膚・眼の刺激性、皮膚腐食性または皮膚から吸収され健康障害を起こすおそれのあることが明らかな物質を製造し、または取り扱う業務に従事させる場合には、保護眼鏡、不浸透性の保護衣、保護手袋または履物等適切な保護具の使用が義務付けられることになりました。（2023年4月から努力義務、2024年4月から義務）。また健康障害を起こすおそれがないことが明らかなもの以外の物資を製造し、または取扱う業務に従事する労働者については努力義務（2023年4月から）となります。吸入曝露に加えて、接触による曝露についてもリスクアセスメントを行い、適切な曝露対策が求められます。

（産業医科大学産業生態科学研究所教授　森　晃爾）

3 作業環境測定

（1）作業環境測定の基礎知識

　作業環境測定は、職場環境の有害性を評価するための方法で、労働安全衛生法第65条で定められた、わが国特有の仕組みです。対象となる作業場は、労働安全衛生法施行令第21条で規定されています（36ページの表参照）。

　これらの作業環境測定の実施頻度や結果の保存期間は、それぞれ該当する特別規則で定められています。またデザイン、サンプリング、分析、評価の方法は、作業環境測定基準で定められています。一般的に、有害物質については、作業場所での有害物質の濃度が空間や時間的に変動することを加味して評価する必要があります。決められたルールに則って、複数の測定点で、気中有害物質濃度を測定し、濃度の幾何平均と幾何標準値を求め、さらに計算により第1評価値、第2評価値を求めるA測定と、もっとも高濃度と考えられる場所および時間に測定するB測定があります。

　これらの結果を、それぞれの物質ごとに定められている管理濃度と比較して、管理区分を決定します。そして、第3管理区分の場合には、直ちに作業環境の改善や保護具の着用などにより労働者の健康障害防止対策を強化する必要があり、第2管理区分の場合にも改善に努めることが求められます。

　なお、A・B測定では、気中への発散の変動が大きいときや、作業者の移動が大きく場の測定のデザインが困難なときなどでは、適切な作業環境の評価とならない場合があるため、2021年4月より個人サンプラーを活用した測定法である個人サンプル法（C・D測定）を選択することが可能となりました。

　また、作業環境測定は、事業者が自ら使用する作業環境測定士に行わせること（自社測定）が原則となっていますが、自社測定を行うことができない事業場のために「厚生労働大臣又は都道府県労働局長の登録を受け、他人の求めに応じて、事業場における作業環境測定を行うことを業とする者」として定められているのが作業環境測定機関です（100ページ参照）。

（2）作業環境測定の実施

　5つの指定作業場について作業環境測定を行うときは、作業環境測定士に実施させるか、作業環境測定機関に委託しなければなりません（作業環境測定法第3条）。

作業環境測定を行うべき作業場			測定			
作業場の種類（労働安全衛生法施行令第21条）			関係規則	測定の種類	測定回数	記録の保存年数
※①	土石、岩石、鉱物、金属又は炭素の粉じんを著しく発散する屋内作業場		粉じん則26条	空気中の濃度及び粉じん中の遊離けい酸含有率	6月以内ごとに1回	7
2	暑熱、寒冷又は多湿の屋内作業場		安衛則607条	気温、湿度及びふく射熱	半月以内ごとに1回	3
3	著しい騒音を発する屋内作業場		安衛則590・591条	等価騒音レベル	6月以内ごとに1回	3
4	坑内作業場	イ 炭酸ガスが停滞する作業場	安衛則592条	炭酸ガスの濃度	1月以内ごとに1回	3
		ロ 28℃を超える作業場	安衛則612条	気温	半月以内ごとに1回	3
		ハ 通気設備のある作業場	安衛則603条	通気量	半月以内ごとに1回	3
5	中央管理方式の空気調和設備を設けている建築物の室で、事務所の用に供されるもの		事務所則7条	一酸化炭素及び二酸化炭素の含有率、室温及び外気温、相対湿度	2月以内ごとに1回	3
6	放射線業務を行う作業場	イ 放射線業務を行う管理区域	電離則54条	外部放射線による線量当量率又は、線量当量	1月以内ごとに1回	5
		ロ 放射性物質取扱作業室	電離則55条	空気中の放射性物質の濃度	1月以内ごとに1回	5
		ハ 事故由来廃棄物等取扱施設				
		ニ 坑内の核燃料物質の掘採業務を行う作業場				
※⑦	特定化学物質（第1類物質又は第2類物質）を製造し、又は取り扱う屋内作業場など		特化則36条	第1類物質又は第2類物質の空気中の濃度	6月以内ごとに1回	3（特定の物質については30年間）
※⑧	石綿等を取扱い、もしくは試験研究のため製造する屋内作業場		石綿則36条	石綿の空気中の濃度	6月以内ごとに1回	40
※⑨	一定の鉛業務を行う屋内作業場		鉛則52条	空気中の鉛の濃度	1年以内ごとに1回	3
10	酸素欠乏危険場所において作業を行う場合の当該作業場		酸欠則3条	第1種酸素欠乏危険作業に係る作業場にあっては、空気中の酸素の濃度	作業開始前ごと	3
				第2種酸素欠乏危険作業に係る作業場にあっては、空気中の酸素及び硫化水素の濃度		3
※⑪	有機溶剤（第1種有機溶剤又は第2種有機溶剤）を製造し、又は取り扱う屋内作業場		有機則28条	当該有機溶剤の濃度	6月以内ごとに1回	3

○印は、作業環境測定士による測定が義務付けられている指定作業場であることを示す。

※印は、作業環境評価基準の適用される作業場を示す。

10の酸素欠乏危険場所については、酸素欠乏危険作業主任者（第2種酸素欠乏危険作業にあっては、酸素欠乏・硫化水素危険作業主任者）に行わせなければならない。

（注1）設備を変更し、又は作業工程もしくは作業方法を変更した場合には、遅滞なく、等価騒音レベルを測定しなければならない。

（注2）測定を行おうとする日の属する年の前年1年間において、室の気温が17度以上28度以下及び相対湿度が40%以上70%以下である状況が継続し、かつ、測定を行おうとする日の属する1年間において、引き続き当該状況が継続しないおそれがない場合には、室温及び外気温ならびに相対湿度については、3月から5月までの期間または9月から11月までの期間、6月から8月までの期間及び12月から2月までの期間ごとに1回の測定とすることができる。

（注3）放射線装置を固定して使用する場合において使用の方法及び遮へい物の位置が一定しているとき、又は3.7ギガベクレル以下の放射性物質を装備している機器を使用するときは、6月以内ごとに1回。

4 化学物質のリスクアセスメント

化学物質のうち、未規制物質による健康障害が多発していることから、化学物質のリスクアセスメントが労働安全衛生法上の事業者の義務となっています。厚生労働省では、労働安全衛生法第28条の2第2項の規定にもとづき、「**化学物質等による危険性又は有害性等の調査等に関する指針**」を定めています。

（1）リスクアセスメントとは

化学物質やその製剤の持つ危険性や有害性を特定し、それによる労働者への危険または健康障害を生じるおそれの程度を見積もり、リスクの低減対策を検討することをいいます。

（2）対象となる事業場は

業種、事業場規模にかかわらず、対象となる化学物質の製造・取扱いを行うすべての事業場が対象となります。

（3）リスクアセスメントの実施義務の対象物質

労働安全衛生法第57条の3でリスクアセスメントの実施が義務づけられている物質は674物質です。事業場で扱っている製品に、対象物質が含まれているかどうか確認しましょう。

（4）リスクアセスメントの流れ

リスクアセスメントは、以下のような手順で進めます。

ステップ1 化学物質などによる危険性または有害性の特定
（安衛法第57条の3第1項）

ステップ2 特定された危険性または有害性による **リスクの見積り**
（安衛則第34条の2の7第2項）

ステップ3 リスクの見積りに基づく **リスク低減措置の内容の検討**
（安衛法第57条の3第1項）

＞ リスクアセスメント

ステップ4 リスク低減措置の実施
（安衛法第57条の3第2項 努力義務）

ステップ5 リスクアセスメント結果の労働者への周知
（安衛則第34条の2の8）

リスクアセスメント結果等に関する記録の作成と保存

2022（令和4）年5月31日、労働安全衛生規則第34条の2の8が改正され、リスクアセスメントの結果と、その結果に基づき事業者が講ずる労働者の健康障害を防止するための措置の内容等は、関係労働者に周知するとともに、**記録を作成し、次のリスクアセスメント実施までの期間（ただし、最低3年間）保存**しなければならなくなりました。（2023（令和5）年4月1日施行）

化学物質の簡易なリスクアセスメント手法：CREATE-SIMPLE

　現行の規制物質については特別規則の順守が求められますが、今後は有害性の高い化学物質であることがわかっても、特別規則への新たな追加は行わず、リスクアセスメントの結果に基づく自律管理が求められることになります。

　労働者の化学物質による健康影響に対するリスクは、有害性情報とばく露の程度の組み合わせで行われることが基本となりますが、すべての使用場面においてばく露の程度を実測することは困難であるため、定性的な方法が考案されています。一般的にコントロール・バンディングと呼ばれる方法であり、イギリスで中小企業向けに開発された「COSHH essentials」がもととなっており、ILOが開発途上国向けに「International Chemical Control Toolkit」を開発して、広く展開しました。しかし、これらの方法では、「１日当たりの化学物質の取扱量と揮発性・飛散性のみを用いてばく露の程度を推定するため、安全サイドに立った対策を求める傾向にあること」、「改善の成果をリスクレベルに反映できないこと」などの弱点があります。そこで、日本では、これらの弱点を補うためのツールとしてCREATE-SIMPLEが２０１８年に開発されて、広く利用されるようになりました。化学物質の自律管理においても、厚生労働省が推奨している方法です。

　CREATE-SIMPLEでは、化学物質（揮発性・発散性、１回の使用量、含有量）・作業内容による既発・飛散のしやすさ（スプレー作業、塗布面積）と化学物質のばく露を抑える条件（換気レベル、作業時間、作業頻度、保護具）でばく露の程度を推定し、有害性情報（GHS区分情報、ばく露限界値）を組み合わせて評価します。また、吸入ばく露だけでなく、経皮ばく露や危険性のリスクアセスメントにも応用できる設計になっています。

　しかし、実測値を利用しない定性的方法には変わりなく、多くの限界がありますので、まずはリスクが高い可能性がある場所のスクリーニング目的で使用して、必要に応じて定量的な評価を実施するという全体のリスクアセスメント手順の一部として用いることが基本となります。

リスクアセスメント支援ツール　https://anzeninfo.mhlw.go.jp/user/anzen/kag/ankgc07.htm
（産業医科大学産業生態科学研究所教授　森　晃爾）

個人ばく露測定によるリスクアセスメント

　CREATE-SIMPLEを含めてコントロールバンディングが、リスクが高い可能性がある場所のスクリーニング目的でのリスクアセスメントという位置づけとなれば、そのあとには定量的なリスクアセスメントを準備しておかなければなりません。定量的なリスクアセスメントとしては、個人ばく露測定を行い、ばく露限界値と比較する方法が、屋外作業場を含めてすべての作業場で利用できるグローバルスタンダードです。今後、日本でも、化学物質の自律管理が進められる中で、一般的になることが想定されています。

　日本産業衛生学会産業衛生技術部会が作成した**「化学物質の個人ばく露測定のガイドライン」**が公表されています。この方法では、まず、同等ばく露グループから５点以上のサンプルをランダムに選定して、８時間（１シフト）を原則にモニタリングし、その結果から対数正規分布の上側95%値、算術平均値を測定します。次に、測定結果をばく露限界値（OEL）と比較して、１Ａ（X_{95}＜OELx10%：極めて良好）、１Ｂ（AM＜OELx10%：十分に良好）、１Ｃ（OELx10%≦AM：良好）、２Ａ（AM≦OELx50%：現対策の有効性を精査、更なるばく露低減に努める）、２Ｂ（OELx50%≦AM：リスク低減措置を行う）、３（OEL＜AM：リスク低減措置を速やかに行う）の管理区分を判定し、リスクに基づく管理を進めます。

　個人ばく露測定のデザインや測定に関しては、作業環境測定とは異なる技術が求められるため、人材養成の取組が必要になります。なお、労働安全衛生法に基づく化学物質の自律管理においては、ばく露限界値を濃度基準値の名称とし、今後、リスクアセスメント対象物質について、順次示されていく予定です。

（産業医科大学産業生態科学研究所教授　森　晃爾）

5 換気設備の設置と管理

化学物質を使用する職場の換気の方法には、「局所排気」、「プッシュプル換気」、「全体換気」の３つがあり、対象となる化学物質のリスクと費用対効果のバランスを考えて決定する必要があります。

換気方法のメリットとデメリット

リスクが大きい場合には、全体換気より局所排気またはプッシュプル換気を選択するほうが望ましく、広い作業区域の中に少量の有害物質の発散源が点在する場合は、全体換気のほうが適当です。以下に３つの換気方法のメリットとデメリットを示します。メリットとデメリットを踏まえ、労働衛生コンサルタントなどの専門家に相談して、適切な換気装置を選択する必要があります。

表　３つの換気方法のメリット・デメリット

換気方法	メリット	デメリット
局所排気	・周囲まで汚染される危険が少ない ・排気の処理ができる	・設備コスト、運転コストが大きい ・設備が大掛かりで場所を取る ・作業性を損なうことがある
プッシュプル換気	・周囲まで汚染される危険が少ない ・排気の処理ができる ・作業性を損なうことが少ない	・設備コスト、運転コストが大きい ・設備が大掛かりで場所を取る
全体換気	・設備コスト、運転コストが小さい ・設備が簡単で場所を取らない ・作業性を損なわない	・周囲まで汚染される危険がある ・排気の処理ができない

３つの換気方法のあらまし

（１）局所排気装置

局所排気を効果的に行うためには、発散源の形、大きさ、作業の状況に適合した形と大きさのフードを使うことが重要です。局所排気装置のフードには、気流の力で有害物質をフードに吸引する捕捉フード（囲い式、外付け式）と有害物質の方からフードに飛び込んでくるレシーバー式フードがあります。

（２）プッシュプル型換気装置

プッシュプル型換気装置は、局所排気装置に比べて、一般に低い風速で有害物質を捕捉して排出でき、塗装作業や溶接作業 、グラビア印刷 などに用いられています。

（３）全体換気装置

全体換気は希釈換気とも呼ばれ、給気口から入ったきれいな空気は、発散源付近の汚染された空気と混合希釈を繰り返しながら、換気扇に吸引排気され、その結果有害物質の濃度を下げることができます。リスクアセスメントの結果、リスクが大きい場合には、局所排気装置、プッシュプル型換気装置の導入が望ましいです。

参考：「作業別モデル対策シート」（厚生労働省「職場のあんぜんサイト」）

6 労働衛生保護具の選定・使い方・管理

化学物質を原因とする健康障害を防止するためには、有害性が低い物質への代替や作業の自動化などの工学的な対策によって、有害な化学物質への接触をできるだけ少なくすることが基本です。しかし、このような対策を講じても、なお有害な要因が残る場合もあります。このような場合に使用するのが、労働衛生保護具です。

（1）防じんマスク

空気中に漂う粉じんなどの粒子状物質をろ過材によって捕集して、作業者が吸入するのを防ぐための保護具が「防じんマスク」です。

【選定】

防じんマスクは、厚生労働省が規格を定めていますので、国家検定に合格したものを使用しなければなりません。検定に合格しているかどうかは、合格標章によって確認してください。防じんマスクの選定は、作業の内容や時間などを考慮する必要があります。労働衛生コンサルタントなどの専門家のアドバイスを受けてください。

【使い方】

酸素濃度が18％未満の場所や有毒ガスが発生している場所では使用しないでください。装着する時には、手でフィルターの吸気口を軽くふさいで、面体と顔との間から空気が漏れていないかを確認してください。顔面とマスクとの間にタオルなどを当てて使わないでください。

【管理】

定期的に点検を行ってください。使用中に息苦しくなるもの、フィルターが変形しているもの、汚れが目立つもの、しめひもがゆるんでいるものなどは、すぐに交換してください。使用後は、直射日光が当たらない、清潔な場所に保管してください。

（2）防毒マスク

空気中に漂う有機溶剤などの有毒ガスを吸収缶によって除去して、作業者が吸入するのを防ぐための保護具が「防毒マスク」です。

【選定】

防じんマスクと同様、厚生労働省の規格に適合し、国家検定に合格したものを使用しなければなりません。防毒マスクの選定は、作業の内容や時間などを考慮する必要があります。労働衛生コンサルタントなどの専門家のアドバイスを受けてください。

【使い方】

酸素濃度が18％未満の場所では使用しないでください。また、ガスの種類と濃度がわかったところで使用してください。装着する時には、手でフィルターの吸気口を軽くふさいで、面体と顔との間から空気が漏れていないかを確認してください。防毒マスクの吸収缶の除毒能力には限界があり、時間の経過とともに、除毒能力がなくなります。吸収缶は早めに交換し、必ず予備の吸収缶を準備しておきましょう。

【管理】

定期的に点検を行ってください。ひび割れや亀裂、変形などがあるもの、しめひも

がゆるんでいるものはすぐに交換してください。吸収缶は湿気に弱いので、必ず密閉して、乾燥した冷暗所に保管してください。

（3）化学防護服、化学防護手袋

　酸やアルカリ、有機溶剤、ダイオキシン類やアスベストなどの有害化学物質によるばく露を防ぐために使用する保護具が化学防護服と化学防護手袋です。

【選定】

　化学物質の性質はそれぞれ異なることに加えて、周囲の温度などによって、固体から液体、気体へと変化して、危険度が変わることがあります。このため、適切な防護性能を持った化学防護服や化学防護手袋を選ぶには専門的な知識が必要です。労働衛生コンサルタントなどの専門家のアドバイスを受けてください。

【使い方】

　使用中に化学物質の浸透や透過が確認された場合は、すぐに使用を中止してください。同様に、はれやかゆみ、刺激を感じた場合も、すぐに使用を中止してください。化学防護服を脱ぐ際には、表面に付着している化学物質が皮膚や他の物に接触しないように注意してください。

【管理】

　使用後には、きずや破れがないかを確認して、十分に洗浄して保管してください。使い捨て式の場合は、適切な方法で廃棄してください。

コ ラ ム

有効な呼吸用保護具の使用とフィットテスト

　特定化学物質障害予防規則の改正で「溶接ヒューム」が特定管理第二物質に追加され、2021年4月1日から施行されました。この改正は、単なる規制物質の追加ではなく、新しい管理方法も取り入れられています。その一つが、有効な呼吸用保護具の使用です。

　呼吸用保護具の使用によってばく露を防止するためには、適切な保護具の選択と適切な着用が不可欠です。適切な選択については溶接ヒュームの濃度測定の結果に基づいて計算された要求防護係数を上回る「指定防護係数」を有する呼吸用保護具を選定するという規制がかけられました。一方、適切な着用はフィットテストで確認することとなり、一定の条件を満たす作業者にはフィットテストの実施が義務付けられました。フィットテストについては、2023年4月1日に施行されました。また、「職場における化学物質等の管理のあり方に関する検討会」報告書に基づく一連の省令の改正においても、作業環境測定の結果が第三管理区分の場合の呼吸用保護具着用においては、2024年4月1日から同等の義務が課せられることになりました。

　フィットテストは、呼吸用保護具の装着時に行う密着性を調べるフィットチェックとは異なり、面体の内外の粒子を測定してその比から漏れ率を評価する方法が一般的であり、個人にあった呼吸用保護具の選定と着用方法の指導に用います。一連の手順は、日本産業規格T8150（呼吸用保護具の選択、使用及び保守管理方法）に定める方法または同等の方法によるとされており、呼吸用保護具が健康を守るための最後の砦であることを認識して、十分に研修を受けた人材によって実施される必要があります。

（産業医科大学産業生態科学研究所教授　森　晃爾）

7 特殊健康診断

（1）目的と対象となる健康影響

　特殊健康診断は、①職業性疾患を早期発見して早期治療に結び付けること、②有害要因へのばく露程度を評価し、健康障害リスクを低減させるために作業環境や作業方法の改善に生かすこと、③個別の労働者について、就業場所の変更、作業の転換、労働時間等の短縮を講ずること、を目的として実施されます。

（2）健診項目

　特殊健康診断における健診項目は、労働者ごとのばく露情報と健康影響指標を組み合わせることが基本です。ばく露情報には、主に業務歴の調査、作業条件の調査や生物学的モニタリングがあります。一方、健康影響指標としては、有害要因ごとに最も早期に影響が出る標的臓器の障害を早期に検出するための項目が基本となり、自覚症状の聴取、診察による他覚所見の確認、尿・血液等の検査などが行われます。

　通常は、すべての健診対象者として一次健診を実施した上で、その結果に基づきより詳細な二次健診（または追加検査）を実施することになります。

（3）実施時期

　特殊健康診断の実施は、雇入れ時または配置換え時および定期（通常は6ヶ月ごとに1回）に実施することが基本です。また、化学物質によっては、業務を離れた後でも障害が進展したり、新たな健康影響（晩発性影響）が表れることがあるため、長期にわたり健康診断を実施する必要があります。**有機溶剤、特定化学物質（特別管理物質等を除く）、鉛、四アルキル鉛に関する特殊健康診断の実施頻度について、作業環境管理やばく露防止対策等が適切に実施されている場合には、事業者は、その実施頻度を1年以内ごとに1回に緩和できます（2023年4月1日施行）。**

　このうち、雇入れ時や配置換え時の特殊健康診断は、一般的な特殊健康診断の目的とは異なり、業務によってはもともと持っていた疾病や体質が悪化することがないよう職務適性の判断を行うこと、将来、健康障害が発見された際に、業務上外（補償対象か否か）を見極めるために作業を開始する前に健康状態を把握することを目的としています。

（4）判定および事後措置

　特殊健康診断の判定は、一般的に以下の区分で行われます。

判 定	内 容	対 応
管理A	第一次健康診断のすべての検査項目に異常が認められない者	措置を要しない
管理B	第一次健康診断のある検査項目に異常を認めるが、医師が第二次健康診断を必要としないと判断した者 第二次健康診断の結果管理Cに該当しない者	医師が必要と認める検診、検査を行い、必要に応じて就業制限
管理C	第二次健康診断の結果治療を要すると認められる者	当該業務への就業禁止、当該疾病に対する療養

管理R	健康診断の結果、当該因子による疾病または異常を認めないが、当該業務に就業することにより増悪するおそれのある疾病にかかっている場合、または異常を認める場合	当該業務への就業制限、当該疾病に対する療養、その他の措置	
管理T	健康診断の結果、当該因子以外の原因による疾病にかかっている場合又は異常が認められる場合（管理Rに属する者を除く）	当該疾病に対する療養、その他の措置	

（労働省 昭和38年8月19日 基発第939号ならびに、昭和46年度労働衛生試験研究による追加）

（5）種　類

　　特殊健康診断には、法令に基づくものと、行政指導によるもの、自主的に行うものがあります。

①法令に基づく特殊健康診断

特殊健康診断の種類		対 象 業 務 等	根 拠 条 文
じん肺法	じん肺健康診断	じん肺則別表に掲げる粉じん作業従事者等（じん肺則第2条、同則別表）	じん肺法第3条 じん肺法第7条～第9条の2
労働安全衛生法	高気圧業務健康診断	高圧室内業務又は潜水業務（安衛法施行令第22条第1項第1号）	高圧則第38条
	電離放射線健康診断	エックス線、その他の電離放射線にさらされる業務（安衛法施行令第22条第1項第2号）	電離則第56条
	鉛　健　康　診　断	鉛等を取扱う業務（安衛法施行令第22条第1項第4号）	鉛則第53条
	四アルキル鉛健康診断	四アルキル鉛の製造、混入、取扱いの業務（安衛法施行令第22条第1項第5号）	四アルキル則第22条
	有機溶剤等健康診断	屋内作業場等（第3種有機溶剤は、タンク等の内部に限る）における有機溶剤業務（安衛法施行令第22条第1項第6号）	有機則第29条
	特定化学物質健康診断	1.安衛法施行令第22条第1項第3号の業務（石綿等の取扱い又は試験研究のための製造に伴い石綿の粉じんを発散する場所における業務を除く） 2.安衛法施行令第22条第2項に掲げる物（石綿等を除く）を過去に製造し、又は取り扱っていたことのある労働者で現に使用しているもの	特化則第39条 同則別表第3、第4
	石綿健康診断	1.石綿等の取扱い又は試験研究のための製造に伴い石綿の粉じんを発散する場所における業務 2.過去に石綿等の製造又は取り扱いに伴い石綿の粉じんを発散する場所における業務に従事していたことのある労働者で現に使用しているもの	石綿則第40条
	除染等電離放射線健康診断	土壌等の除染等の業務又は廃棄物収集等業務	除染電離則第20条
	歯科医師による健康診断	安衛法施行令第22条第3項に掲げる業務	安衛則第48条

※特殊健康診断の結果も、一般健康診断と同様、労働者への通知が義務付けられています。
※「歯科医師による健康診断」は、使用する労働者の人数にかかわらず、遅滞なく、所轄の労働基準監督署にその結果を報告しなければならなくなりました（2022年10月1日施行）

②行政指導による特殊健康診断（指導勧奨）

　　情報機器作業健康診断、騒音健康診断、腰痛健康診断等、行政指導による健康診断が定められています。

有害要因へのばく露の推定を用いた特殊健康診断の判定の基本

　特殊健康診断の判定の手順は、①ばく露の程度の推定⇒②所見の有無と程度の評価⇒③管理区分の判定、というステップを踏み、「ばく露の程度」と「症状や検査所見」とを組み合わせて判定することが基本となります。そして、一定のばく露が疑われるとともに、所見が認められるためには、積極的に有害要因による健康影響を疑い、さらに詳しい調査を行う必要があります。また、ばく露がないにもかかわらず所見がある場合には、「ばく露の推定が適切か」、「有害要因と関係のない他の原因はないか」を検討することが必要です。

　特殊健康診断の判定は、これまで多くの事業場や労働衛生機関でABCRT区分が用いられてきました。この判定区分は、1971年の労働省労働衛生試験研究の結果をもとに推奨されたものであり、その後に特別規則の改正によって「生物学的モニタリング」や**「作業条件の簡易な調査」**など、ばく露の推定に関する健診項目も強化されているにもかかわらず、判定区分の決定において、ばく露の推定と所見をどのように組み合わせるかという手順が示されないまま、現在に至っています。そのため、労働基準監督署に報告される有所見率も、事業場や労働衛生機関によって大きなばらつきが存在しています。

　「作業条件の簡易な調査」は、2009年以降、特化則等の特別規則による規制対象となった物質に対して先行的に実施されてきた項目で、2020年からすべての物質の特殊健診に適用になりました。具体的な内容は、「作業環境測定の結果」、「物質の使用頻度」、「前回からの作業工程の変化」、「局所排気装置の稼働状況」、「保護具の使用状況」、「大量ばく露の発生」などの情報の収集です。また、2024年4月からは、リスクアセスメント対象物質についてリスクの程度に応じて特殊健診（リスクアセスメント健診）が行われることになりますので、リスクアセスメントの手順の中でばく露の推定が行われることになります。すなわち特殊健康診断の対象物質は、健診判定の段階で、すでにばく露の程度に関する情報が存在することになります。

　したがって、特殊健診の適切な判定のためには、判定医に対して、ばく露の程度に関する情報を確実に提供することが重要となります。特に、産業医がいない小規模事業場では、労働衛生機関に特殊健康診断の実施だけでなく、判定も依頼している事業者がほとんどです。その場合、事業者は、作業環境測定結果を含む判定のために必要な情報を、労働衛生機関に包み隠さず提供することが、適切な判定に繋がることを理解する必要があります。

（産業医科大学産業生態科学研究所教授　森　晃爾）

8 溶接ヒュームに対する規制

> 厚生労働省は、「溶接ヒューム」について、労働者に神経障害等の健康障害を及ぼすおそれがあることが明らかになったことから、法令等を改正して、新たに特定化学物質障害予防規則の特定化学物質（管理第2類物質）として位置づけました。これにともない、金属アーク溶接等作業について健康障害防止措置が義務づけられました。金属アーク溶接等作業に関するおもな健康障害防止措置は以下のとおりです。

金属アーク溶接等作業を継続して屋内作業場で行う場合

（1）全体換気装置による換気等（特化則第38条の21第1項）

金属アーク溶接等作業に関する溶接ヒュームを減少させるため、**全体換気装置**による換気の実施、またはこれと同等以上の措置を講じる必要があります。

（2）溶接ヒュームの測定、その結果に基づく呼吸用保護具の使用及びフィットテストの実施（特化則第38条の21第2項〜第8項）

①溶接ヒュームの濃度の測定⇒②換気装置の風量の増加その他必要な措置⇒③再度、溶接ヒュームの濃度の測定⇒④測定結果に応じ、有効な呼吸用保護具を選択し、労働者に使用させる⇒⑤1年以内ごとに1回、フィットテストの実施 ※必要な措置の流れ

（3）掃除等の実施（特化則第38条の21第9項）

金属アーク溶接等作業を行う屋内作業場の床等を、**水洗等粉じんの飛散しない方法**によって、**毎日1回以上**掃除しなければなりません。

（4）特定化学物質作業主任者の選任（特化則第27条、第28条）

「特定化学物質及び四アルキル鉛等作業主任者技能講習」を修了した者のうちから作業主任者を選任することが必要です。

（5）特殊健康診断の実施（特化則第39条〜第42条）

溶接ヒュームを取り扱う作業に**常時従事する**労働者に対して、特殊健康診断を行うことが必要です。

屋外作業場等において金属アーク溶接等作業を行う場合

（1）屋内作業場における全体換気装置による換気等（特化則第38条の21第1項）

屋内作業場で金属アーク溶接等作業を行う場合は、溶接ヒュームを減少させるため、**全体換気装置**による換気の実施またはこれと同等以上の措置を講じる必要があります。

（2）有効な呼吸用保護具の使用（特化則第38条の21第5項）

金属アーク溶接等作業に労働者を従事させるときは、当該労働者に有効な呼吸用保護具を使用させることが必要です。

※（3）〜（5）は上記に同じ

9 粉じん障害の防止

（1）じん肺は予防が大切

　　粉じんを吸入することにより発症する「じん肺」は、古くから知られている代表的な職業病です。

　　鉱物、金属、アーク溶接のヒューム等の粉じんのうち、微細な粉じん（粒径5マイクロメータ以下）は肺の奥深くの肺胞にまで入り込み、沈着します。

　　これらの粉じんを吸い続けると、肺内では線維増殖が起こり、肺がニカワのように固くなって呼吸が困難になります。これが「じん肺」です。

　　じん肺は、一度り患すると治らない病気であり、じん肺にかからないための予防が極めて重要です。

（2）粉じん作業

　　粉じん作業とは、粉じん障害防止規則別表第1に掲げられている作業で、鉱物などの掘削作業、金属の研磨作業、アーク溶接作業などを言います。

　　労働者に粉じん作業を行わせる場合には、じん肺法、粉じん障害防止規則（石綿の場合は石綿障害予防規則）の適用があり、これらの法令に基づく粉じん障害防止措置等を講ずることが必要です。

（3）第10次粉じん障害防止総合対策

　　「粉じん障害防止規則」（粉じん則）が施行された1980年と比べ、新たにじん肺の所見がみられた労働者の数は、大幅に減少しています。近年、その数は100人台で推移しており、粉じん障害防止対策の効果は確実に上がっています。

　　厚生労働省では、粉じん障害防止対策を、さらに推進するために、**「第10次粉じん障害防止総合対策」**（令和5〈2023〉年度〜令和9〈2027〉年度）を策定しました（令和5年3月30日、基発0330第3号）。同総合対策の重点事項は、以下のとおりです。

①呼吸用保護具の適正な選択及び使用の徹底

②ずい道等建設工事における粉じん障害防止対策

③じん肺健康診断の着実な実施

④離職後の健康管理の推進

⑤その他、地域の実情に即した事項

　　なお、作業環境測定の評価結果が第三管理区分に区分され、その改善が困難な場合は、個人サンプリング法等による濃度測定結果に基づく有効な呼吸用保護具の使用が義務化され、令和6年4月から施行されます。

（4）粉じん作業従事者に対する健康管理

1. じん肺健康診断の実施

じん肺法に基づいて事業者が実施すべき健康診断は、就業時健康診断、定期健康診断、定期外健康診断、離職時健康診断があります。

なお、管理2・3の管理区分の者の健康診断には「肺がんに関する検査」項目が加わりました。

じん肺の定期健康診断

粉じん作業従事との関係	じん肺管理区分	頻　度
常時粉じん作業に従事	管理1	3年以内ごとに1回
	管理2	1年以内ごとに1回
	管理3	
常時粉じん作業に従事したことがあり、現に非粉じん作業に従事	管理2	3年以内ごとに1回
	管理3	1年以内ごとに1回

現在、非粉じん作業に従事している者については、1年以内ごとに従う定期健康診断の機会を捉え、定期外のじん肺健康診断として「肺がんに関する検査」を行うことになります。

2. じん肺管理区分決定等

じん肺健康診断の結果、「じん肺の所見あり」とされた者については、都道府県労働局長あてにエックス線写真等を提出し、じん肺管理区分の決定を受ける必要があります。
（詳しくは、94ページをご覧ください。）

じん肺管理区分の決定の流れは、右図のとおりです。

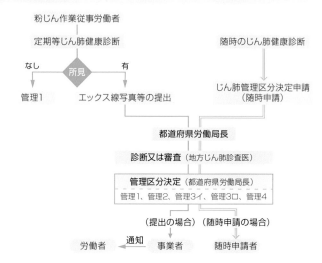

3. 健康管理のための措置

じん肺健康診断を行った結果、管理区分が管理2以上の者については、就業上の措置が定められています。

管理区分に応じた措置は、右図のようになります。

※じん肺法上合併症として認められるものは、①肺結核、②結核性胸膜炎、③続発性気管支炎、④続発性気管支拡張症、⑤続発性気胸、⑥原発性肺がんです。

■ じん肺の管理区分に基づく就業上の措置 ■

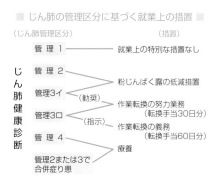

10 石綿による健康障害防止

建材等に広く使用されてきた石綿（アスベスト）は、肺がんや中皮腫などの原因となることから、現在は輸入・製造・使用などが禁止されています。

しかし、建築物の解体・改修・リフォームなどの工事の際に適切な対策を取られない場合には、工事に従事する方が石綿を吸い込んだり、大気中に石綿が飛散したりするおそれがあります。石綿による健康障害を防ぐため、適切な石綿対策を行うことが必要不可欠です。

改正石綿障害予防規則の強化ポイント

ポイント① 工事前に石綿の有無を調べる事前調査について

- 建築物の解体・改修・リフォームなどの工事対象となる全ての材料について、石綿の有無を設計図書等の文書と目視で調査するとともに、その調査結果の記録を3年間保存することが義務付けられました。
- 建築物の事前調査は、厚生労働大臣が定める講習を修了した者等（建築物石綿含有建材調査者）が行うことが義務付けられます。（2023年10月1日に着工する工事から）
- 事前調査は、工事の規模に関らず、すべての工事が対象です。工事対象となるすべての範囲について石綿が含まれているか事前に調査を行う必要があります。
- 一定規模以上の工事は、施工業者（元請事業者）が労働基準監督署と都道府県等に対して、事前調査結果の報告をあらかじめ行う必要があります。
- 石綿事前調査結果報告システムを使用すれば、パソコン・スマホから24時間報告することができます。システムの使用が困難な場合は紙による報告もできます。

ポイント② 工事開始前の労働基準監督署への届出について

- 吹付石綿に加え石綿が含まれる保温材などの除去等の工事は14日前までに労働基準監督署に届け出ることが義務付けられました。
- 一定規模以上の建築物や特定の工作物の解体・改修工事は、事前調査の結果等を電子システムで届け出ることが義務付けられました。

ポイント③ 吹付石綿・石綿含有保温材等の除去工事について

- 除去工事が終わって作業場の隔離を解く前に、資格者による石綿等の取り残しがないことの確認が義務付けられました。

ポイント④ 石綿含有成形板等・仕上塗材の除去工事について

- 石綿が含まれているけい酸カルシウム板第1種を切断、破砕等する工事は、作業場の隔離が義務付けられました。
- 石綿が含まれている成形板等の除去工事は、切断、破砕等によらない方法で行うことが原則義務となりました。

● 石綿が含まれている仕上塗材をディスクグラインダー等を用いて除去する工事は、作業場の隔離が義務付けられました。

ポイント⑤ 写真等による作業の実施状況の記録について

● 石綿が含まれている建築物、工作物または船舶の解体・改修工事は、作業の実施状況を写真等で記録し、３年間保存することが義務付けられました。

詳細は、石綿総合情報ポータルサイトをご覧ください！
石綿障害予防規則の概要、法令改正の内容、建築物等の解体・改修工事を行う際に必要な措置等の改正のポイントや、石綿の分析に関するマニュアルなど、事業者・作業者・発注者それぞれに向けた情報を掲載しています。　⇒　https://www.ishiwata.mhlw.go.jp

---

【参考】石綿による労災保険給付の状況

令和４年度の石綿による疾病の労災認定件数（速報値）は、中皮腫596件、肺がん348件、良性石綿胸水18件、びまん性胸膜肥厚46件、合計1,078件となっています。

コ ラ ム

建設アスベスト訴訟と個人事業者の安全衛生管理の議論

労働安全衛生法は、事業者に「労働者の安全と健康を確保するようにしなければならない」（第３条第１項）として義務を課し、労働者にも「労働災害の防止に関する措置に協力するように努めなければならない」（第４条）として努力義務を課すといったように、労使関係の下での労働者の安全衛生の確保を目的として様々な施策を講じてきました。一方、令和３年５月に出された石綿作業従事者による国家賠償請求訴訟の最高裁判決においては、有害物等による健康障害の防止措置を事業者に義務付ける労働安全衛生法第22条の規定について、労働者と同じ場所で働く労働者以外の者も保護する趣旨であると判断され、規制権限を適切に行使しなかったとして国が敗訴しました。これを踏まえて、令和４年４月に同規定に係る関連省令が改正され、請負人や同じ場所で作業を行う労働者以外の者に対しても労働者と同等の保護措置を講じることが事業者に義務付けられました。

その過程で、労働政策審議会安全衛生分科会で、労働安全衛生法第22条以外の規定について労働者以外の者に対する保護措置をどうするべきか、別途、検討を行うことが必要とされたことを受けて、厚生労働省は、令和４年５月から、**「個人事業者等に対する安全衛生対策のあり方に関する検討会」** を開催して検討を行っています。近年、インターネットを利用したプラットホームを運営する事業者が増えていることもあり、個人事業者といっても、注文者との関係や業務にかかわるリスクが業種や職種によって多様になっています。そこで、多くの業種の実態を把握しながら、個人事業者等の安全衛生の確保のための方策が幅広く検討されています。

（産業医科大学産業生態科学研究所教授　森　晃爾）

11 熱中症の予防

（1）熱中症

2022年における職場での熱中症による死亡者数は30人、休業4日以上の死傷者数は827人でした。

熱中症は、高温多湿な環境下において、体内の水分および塩分（ナトリウムなど）のバランスが崩れたり、体内の調整機能が破綻するなどして発症する障害の総称であり、「日本救急医学会　熱中症分類2015」では、重症度は症状の程度によりⅠ度・Ⅱ度・Ⅲ度に分類されます。

	症状	重症度	治療	臨床症状からの分類	
Ⅰ度 （応急処置と見守り）	めまい、立ちくらみ、生あくび、大量の発汗、筋肉痛、筋肉の硬直（こむら返り）、意識障害を認めない（JCS=0）		通常は現場で対応可能→冷所での安静、体表冷却、経口的に水分とNaの補給	熱けいれん 熱失神	Ⅰ度の症状が徐々に改善している場合のみ、現場の応急処置と見守りでOK
Ⅱ度 （医療機関へ）	頭痛、嘔吐、倦怠感、虚脱感、集中力や判断力の低下（JCS≦1）		医療機関での診察が必要→体温管理、安静、十分な水分とNaの補給（経口摂取が困難なときには点滴にて）	熱疲労	Ⅱ度の症状が出現したり、Ⅰ度に改善が見られない場合、すぐ病院へ搬送する（周囲の人が判断）
Ⅲ度 （入院加療）	下記の3つのうちいずれかを含む（C）中枢神経症状（意識障害JCS≧2、小脳症状、痙攣発作）（H/K）肝・腎機能障害（入院経過観察、入院加療が必要な程度の肝または腎障害）		入院加療（場合により集中治療）が必要→体温管理（体表冷却に加え体内冷却、血管内冷却などを追加）呼吸、循環管理DIC治療	熱射病	Ⅲ度か否かは救急隊員や、病院到着後の診察・検査により診断される
	（D）血液凝固異常（急性期DIC診断基準（日本救急医学会）にてDICと診断）⇒Ⅲ度の中でも重症型				

（2）WBGT指数計の活用

作業場所が熱中症発生リスクの存在する暑熱環境であるかどうかを客観的に評価するためには、気温のみならずその他のリスク因子（湿度、輻射熱（放射熱）、風速、身体作業強度、作業服の熱特性など）に留意し総合的に評価することが極めて重要となります。そのためにはこれらの因子をすべて考慮したWBGT（湿球黒球温度）指数を活用することが有用です。

WBGT（Wet-Bulb Globe Temperature ：湿球黒球温度（単位：℃））指数は、暑熱環境における熱ストレスのレベルの評価を行うことにより熱中症の発生リスクの有無をスクリーニングする指標であり、日本では「暑さ指数」とも呼ばれています。作業場所に、WBGT指数計を配備する等により、WBGT値を求めることが望まれています。厚生労働省は、**「身体作業強度等に応じたWBGT基準値」**において、身体作業強度別、暑熱順化の有無にもとづく、WBGT値による暑熱許容基準値を提示しています。

コ ラ ム

熱中症対策　着衣補正値

　WBGT（湿球黒球温度）の測定は、日々刻々と変化する作業環境の中で熱中症リスクを評価する上で、たいへん重要な指標です。しかし、WBGTの数字は、あくまでも暑熱環境の状況を表す指標であり、身体活動による熱産生や着衣状況によっては、一人ひとりの作業者の熱中症リスクが変化します。

　厚生労働省が、2021年4月に発出した**「職場における熱中症予防基本対策要綱」**（令和3年4月20日基発0420第3号）では、これまで用いられてきた基準から(1)身体作業強度等に応じたWBGT基準値の適用条件や(2)作業服の補正情報の追加等が変更になりました。このうち、作業服の補正情報の追加では、2017年に改訂された国際規格ISO7243と連動して2021年に改訂された国内規格JIS Z 8504を反映した内容となっています。なお、新型コロナウイルス感染症対策として使用されている不織布マスクは、科学的根拠がないため補正は不要となっています。

組み合わせ	補正値（℃）
作業服	0
つなぎ服	0
単層のポリオレフィン不織布製つなぎ服	2
単層のSMS*不織布製のつなぎ服	0
織物の衣服を二重に着用した場合	3
つなぎ服の上に長袖ロング丈の不透湿性エプロンを着用した場合	4
フードなしの単層の不透湿つなぎ服	10
フードつき単層の不透湿つなぎ服	11
服の上に着たフードなし不透湿つなぎ服	12
フード	+1

＊SMS：スパンボンド-メルトブローン-スパンボンドの三層構造

（産業医科大学産業生態科学研究所教授　森　晃爾）

12 物理的因子による健康障害防止

> 職場における有害な物理的因子にばく露することによって、健康障害が引き起こされることがあります。ここでは、騒音作業、振動工具による健康障害とその防止対策を紹介します。

（1）騒音による健康障害防止

　大きい音にさらされ続けると、耳の機能が損なわれて難聴になることがあります。職場における騒音対策は、労働安全衛生規則の規定により、「所定の作業場における作業環境測定の実施」、「騒音を発する場所の明示」、「騒音の伝ぱ防止」、「保護具の備え付け」などを義務付けるとともに、事業者が自主的に講ずることが望ましい騒音障害防止対策を体系化した**「騒音障害防止のためのガイドライン」**（平成4年10月1日、基発第546号）によって進められてきました。しかし、騒音障害防止対策が対象作業場において広く浸透しているとは言えない状況があり、また、このガイドライン策定後の技術の発展や知見の蓄積があることから、厚生労働省は、ガイドラインを改訂しました（令和5年4月20日、基発0420第2号）。改訂後のガイドラインのポイントは以下のとおりです。

◎ガイドラインの対象となる騒音作業
- ・安衛則第588条に規定されている8つの屋内作業場（ガイドラインの別表1）
- ・上記以外で、等価騒音レベルが85dB以上になる可能性が大きい52の作業場（ガイドラインの別表2）

◎労働衛生管理体制

　新たに**騒音障害防止対策の管理者**（以下、「管理者」）の選任がガイドラインに明示されました。事業者は、衛生管理者や安全衛生推進者等（ライン管理者や職長等を含む）から騒音障害防止対策の管理者を選任し、組織的にガイドラインに基づく対策を実施します。

　また、建設工事現場等において、元方事業者は、関係請負人がガイドラインで定める事項を適切に実施できるよう、指導・援助を行います。

◎作業環境管理

　事業者は**「作業環境測定による等価騒音レベルの測定」**（ガイドラインの別紙1）に基づき、測定、評価、措置及び記録を行います。測定した結果の記録は3年間保存します。

　また、**騒音レベルの新しい測定方法として、「個人ばく露測定と推計」**が追加されました。

◎作業管理

　　等価騒音レベルが90dB以上の場合や、等価騒音レベルが85dB以上で手持動力工具を使用する場合などは必ず聴覚保護具を使用しましょう。

　　以下のとおり、新たに**聴覚保護具の選定基準が明示**されました。

・**聴覚保護具は、JIS T8161-1に基づき測定された遮音値を目安とし、必要かつ十分な遮音値のものを選定してください。**

・**危険作業等において安全確保のために周囲の音を聞く必要がある場合や会話の必要がある場合は、遮音値が必要以上に大きい聴覚保護具を選定しないようにしてください。**

◎健康管理

　　騒音健康診断には、「雇入時等健康診断」と「定期健康診断」があります。事業者は、健康診断の結果の評価に基づき、適切な措置を講じる必要があります。

　　以下のとおり、**騒音健康診断の検査項目が見直**されました。

・**定期健康診断（騒音）における4,000ヘルツの聴力検査の音圧を、40dBから25dBおよび30dBに変更**

・**雇入れ時または配置替え時や、定期健康診断（騒音）の二次検査での聴力検査に、6,000ヘルツの検査を追加**

◎労働衛生教育

　　事業者は、管理者を選任するときは、①騒音の人体に及ぼす影響、②適正な作業環境の確保と維持管理、③聴覚保護具の使用及び作業方法の改善、④関係法令等について、教育を行います。

　　また、事業者は、騒音作業に労働者を常時従事させようとするときは、①騒音の人体に及ぼす影響、②聴覚保護具の使用について、教育を行います。

（2）振動工具による健康障害防止

　　振動工具を長時間使用していると、手指の血行が悪くなり指先が真っ白になる白ろう病を発症する、また手にしびれや痛みが生じることがあります。振動障害は、振動工具の長時間使用が原因となることが多いので、振動業務とその他の業務を組み合わせて行うなどの工夫をして、人体への影響を少なくすることが重要です。

　　厚生労働省では、振動にばく露される時間を抑制することなどの内容を盛り込んだ、**「チェーンソー取扱い作業指針」**（平成21年7月10日、基発0710第1号）と**「チェーンソー以外の振動工具の取扱い業務に係る振動障害予防対策指針」**（平成21年7月10日、基発0710第2号）を策定しています。

◎振動値の把握

　　使用する振動工具の「周波数補正振動加速度実効値の3軸合成値」を振動工具の表示、取扱説明書、製造者等のホームページ等から把握してください。「周波数補

正振動加速度実効値の３軸合成値」と１日当たりの振動ばく露時間から「日振ばく露量A（8）」を求め、これが「5.0m/s²」を超えることがないように、振動ばく露量の抑制、低振動の振動工具の選定等を行う必要があります。

◎振動工具の点検・整備

　振動工具の取扱説明書、カタログ、ホームページ等により示された時期と方法により、振動工具を適切に点検・整備してください。また、振動工具を使っている事業場では、「振動工具管理責任者」を選任し、振動工具の点検・整備状況を定期的に確認するとともに、その状況を記録してください。

◎健康管理等

　前記の指針にもとづき、健康診断とその結果にもとづく事後措置、安全衛生教育、体操などを行ってください。

コ ラ ム

医療機関における電離放射線対策

　国際放射線防護委員会の勧告を受けた電離放射線障害防止規則の改正によって、眼の水晶体の等価線量限度が引き下げられ、2021年4月1日から施行されました。具体的には、放射線業務従事者が眼の水晶体に受ける等価線量の限度が、従来の１年間につき150ミリシーベルトから、１年間につき50ミリシーベルトに引き下げられ、５年間につき100ミリシーベルトが追加になりました。

　この改正に対して、規制対象の主な事業者のうち原子力事業者は、施行までに対応を完了していますが、被ばく線量が多い特定の手技を高頻度で実施する医師については、早急な対応が医療に影響を与えるとの懸念がありました。そこで、2023年3月31日までの間は１年間につき50ミリシーベルトの規制のみが適用されていましたが、2023年4月から2026年3月31日までの3年間につき60ミリシーベルトの累積限度（年20ミリシーベルト上限水準）が追加されます。

　放射線被ばくの適切な管理は、線量計の確実な装着が不可欠です。しかし、実態調査によって医師の装着率が50%にも及ばない状態にあることが判明し、適切な対応のためには医療機関の支援と規制強化の両面からの取組が必要と考えられています。医師の装着率を上げ、また経過措置の間に線量限度の遵守状況を達成するためには、医療機関にルール策定と教育を実施させるだけでは困難で、経営トップのリーダーシップと継続的改善の取組が不可欠です。そこで厚生労働省が、放射線被ばく管理に関するマネジメントシステムの導入支援事業を行っており、事業に参加した医療機関の中には成果を上げている機関も出てきています。この取組は、第14次労働災害防止計画にも盛り込まれており、しばらくは事業が継続される見込みです。

（産業医科大学産業生態科学研究所教授　森　晃爾）

13 職場における腰痛予防対策指針

近年、高齢者介護などの社会福祉施設で腰痛発生件数が大幅に増加しており、大きな課題となっています。このような状況を受け、厚生労働省は2013年6月に「職場における腰痛予防対策指針」を改訂しました。

介護・看護作業全般に適用範囲を拡大し、労働災害防止対策として取り組まれているリスクアセスメント、労働安全衛生マネジメントシステムの手法も腰痛予防に効果的であることが記述されています。

指針のポイントは次のとおりです。

（1）一般的な腰痛の予防対策

1. 作業管理

1　自動化、省力化
腰に負担がかかる重量物を取り扱う作業、不自然な姿勢を伴う作業では、機械による作業の自動化を行う。それが困難な場合は、台車などの道具や補助機器を使うなど作業者の負担を減らす省力化を行う。

2　作業姿勢、動作
作業対象にできるだけ身体を近づけて作業する。不自然な姿勢を取らざるをえない場合は、前屈やひねりなど、その姿勢の程度をなるべく小さくし、頻度と時間を減らす。作業台や椅子は適切な高さに調整する。作業台は、ひじの曲げ角度がおよそ90度になる高さとする。

3　作業の実施体制
作業時間、作業量などを設定する際は、作業をする人数、内容、時間、重量、自動化・省力化の状況などを検討する。腰に過度の負担がかかる作業は、無理に1人ではさせない。

4　作業標準の策定
作業の姿勢、動作、手順、時間などについて、作業標準を策定する。作業標準は、作業者の特性・技能レベルなどを考慮して定期的に確認する。また、新しい機器・設備を導入したときにも、その都度、見直すようにする。

5　休憩・作業量、作業の組合せ
適宜、休憩時間を設け、姿勢を変えるようにする。夜勤や交代制勤務、不規則な勤務については、昼間の作業量を下回るよう配慮し、適宜、休憩や仮眠が取れるようにする。過労を引き起こすような長時間勤務は避ける。

6　靴、服装など
作業時の靴は、足に合ったものを使用する。ハイヒールやサンダルは使用しないこと。作業服は、適切な姿勢や動作を妨げることのないよう伸縮性のあるものを使用する。腰部保護ベルトは、個人ごとに効果を確認した上で、使用するかどうか判断する。

2. 作業環境管理

1　温度
寒い場所での作業は、腰痛を悪化、または発生させやすくするので、適切な温度を保つ。

2　照明、作業床面、作業空間や設備の配置
作業場所などで、足もとや周囲の安全が確認できるように適切な照度を保つ。転倒、つまずきや滑りなどを防止するため、凹凸や段差がなく、滑りにくい床面にする。作業

や動作に支障をきたさないよう、十分な作業空間を確保するとともに、適切な機器配置にする。

3　振動
　車両系建設機械の操作・運転などによる腰や全身への激しい振動、車両運転などによる長時間にわたっての振動を受ける場合は、座席の改善・改良などにより、振動の軽減を図る。

3. 健康管理

1　健康診断
　腰に著しい負担がかかる作業に、常時、従事させる場合は、その作業に配置する際に、医師による腰痛の健康診断を実施する。その後は、6ヶ月以内に1回、実施する。

2　腰痛予防体操
　ストレッチを中心とした腰痛予防体操を実施させる。

3　腰痛による休職者が職場に復帰する際の注意事項
　腰痛は再発する可能性が高いので、産業医などの意見を聴き、必要な措置をとる。

4. 労働衛生教育等

1　労働衛生教育
　重量物の取り扱い作業、同一姿勢での長時間作業、不自然な姿勢を伴う作業、介護・看護作業、車両運転作業などに従事する作業者に対しては、その作業に配置する際やその後、必要に応じて、腰痛予防のための労働衛生教育を実施する。

2　心理・社会的要因に関する留意点
　上司や同僚のサポート、腰痛で休むことを受け入れる環境づくり、相談窓口の設置など、組織的な取り組みを行う。

3　健康の保持増進のための措置
　腰痛予防には日頃からの健康管理も重要。十分な睡眠、禁煙、入浴による保温、自宅でのストレッチ、負担にならない程度の運動、バランスのとれた食事、休日を利用した疲労回復・気分転換などが有効。

5. リスクアセスメント及び労働安全衛生マネジメントシステム

　職場の腰痛発生には多様な要因が関わっており、事業場によって作業も様々であることから、作業の種類ごとに腰痛の発生要因を特定し、それらが関与する度合いを評価するリスクアセスメントが重要である。
　また、職場の予防対策は一律かつ網羅的に行うのではなく、体系的に行っていくことが重要であることから、労働安全衛生マネジメントシステムの導入・定着が有効である。

（2）作業態様別の対策

　指針では、腰痛の発生が比較的多い次の5つの作業について、作業態様別の基本的な対策を示しています。
　　①重量物取扱い作業
　　②立ち作業
　　③座り作業
　　④福祉・医療分野等における介護・看護作業
　　⑤車両運転等の作業

14 情報機器作業の労働衛生管理

パソコン等の情報機器を使用して行う作業の労働衛生管理について、厚生労働省は「ＶＤＴ作業における労働衛生管理のためのガイドライン」を策定して対策を進めてきましたが、その後のハードウェアとソフトウェア双方の技術革新を踏まえ、「情報機器作業における労働衛生管理のためのガイドライン」（令和元年7月12日、基発第0712第3号）を新たに策定しました**（令和3年12月1日一部改正）**。

◎厚生労働省のホームページにガイドラインが掲載されています。
⇒ https://www.mhlw.go.jp/content/000539604.pdf

ガイドラインの対象となる作業

対象となる作業は、事務所で行われる情報機器作業（パソコンやタブレット端末等の情報機器を使用して、データの入力・検索・照合等、文章・画像等の作成・編集・修正等、プログラミング、監視等を行う作業）です。

対策を検討する際の原則的な考え方

(1) 情報機器作業の健康影響は、作業時間と拘束性に強く依存するので、ガイドラインの「作業管理」に掲げられた対策を優先的に行ってください。

(2) ガイドラインに掲げられたそれぞれの対策は、労働者の個々の作業内容や使用する情報機器、作業場所等に応じて必要な対策を拾い出して進めてください。

ガイドラインにおける「作業管理」のポイント

(1) 作業時間等

・1日の作業時間：過度に長時間にわたることがないようにします。

・一連続作業時間と作業休止時間：一連続作業時間が1時間を超えないようにし、次の連続作業までの間に10分〜15分の作業休止時間を設け、かつ、一連続作業時間に1〜2回の小休止を設けます。

・業務量：個々の作業者の特性に十分配慮して、無理のない適度な業務量となるように配慮します。

(2) **調整**：作業者に自然で無理のない姿勢で情報機器作業を行ってもらうために、作業者には、ガイドラインに掲げられた「作業姿勢」、「ディスプレイ」、「入力機器」、「ソフトウェア」に関する事項に留意してもらい、椅子の座面の高さ、机や作業台の作業面の高さ、キーボード、マウス、ディスプレイの位置等を総合的に調整してもらいます。

15 事務所衛生基準規則の改正

2021（令和3）年12月に事務所衛生基準規則と労働安全衛生規則が改正されました。今回の改正では、職場における一般的な労働衛生基準のうち、「作業面の照度」（事務所のみ）のほか、「便所の設備」、「救急用具の内容」などが見直されました。

（1）作業面の照度（事務所のみ）

事務作業における作業面の照度を、従来の3つの作業区分から2段階に変更し、①**一般的な事務作業は300ルクス以上**、②**付随的な事務作業は150ルクス以上**と基準が引き上げられました。安衛則第604条の規定は見直されていません。

（2）便所の設備

新たに「独立個室型の便所」（男性用と女性用に区別しない四方を壁等で囲まれた1個の便房により構成される便所）が法令で位置づけられました。便所を男性用と女性用に区別して設置するという原則は維持されますが、独立個室型の便所を付加する場合の取扱い、少人数の作業場における例外と留意事項が示されました。なお、従来の設置基準を満たしている便所を設けている場合は変更の必要はありません。

（3）救急用具の内容

安衛則第634条で作業場に備えるべき救急用具・材料について、事業場に一律に備えなければならない具体的な品目についての規定が削除されました。

コラム

研究成果から見えてきたテレワークによる健康影響

テレワークの健康影響に関する研究は、COVID-19パンデミック以前は、国内外で十分なものはありませんでした。日本においても、2020年4月に緊急事態宣言が出されて以降、急速にテレワークを導入する企業が増加しました。こうした状況を受けて、パンデミック下でのテレワークという条件付きながら、いくつかの研究が行われています。その代表的なものが、産業医科大学で行われた "CORoNaWork study" と呼ばれるオンライン調査です。この調査は、2020年12月から2022年12月にかけて4回にわたって同じ対象に調査を行った前向きコホート研究です。

その結果、テレワークは、メンタルヘルス不調、肩こりや腰痛症状、飲酒量の増加や朝食の欠食などと関連することが分かりました。そのような影響は、テレワークの頻度で大きく異なり、おおむね、週3回までであれば、プラスの要素がありますが、週4回を超えるとマイナスの影響が大きくなるようです。また、頻度だけでなく、テレワークを望んでいるかどうかといった個人側の要素によっても影響が大きく異なるといった結果が出ています。一方、作業環境による影響も大きく、肩こりや腰痛症状は、仕事に集中できる場所や空間がない、机の上が明るくない、ワークスペースの温湿度が不快であるような環境では、発生確率が高まるようです。

テレワークの今後の展開においては、これらのエビデンスをもとに設計し、支援を行っていく必要があります。

（産業医科大学産業生態科学研究所教授　森　晃爾）

16 職場の受動喫煙防止対策

　2020年4月1日、改正健康増進法が全面的に施行されました。今回の改正によって、望まない受動喫煙を防止するための取り組みは、「マナーからルールへ」と変わりました。

【改正健康増進法における受動喫煙防止の基本的考え方】
第1 「望まない受動喫煙をなくす」
第2 「受動喫煙による健康影響が大きい子ども、患者等に特に配慮」
第3 「施設の類型・場所ごとに対策を実施」

　労働安全衛生法では、同法第68条の2において、職場における労働者の安全と健康の保護を目的として、事業者に、屋内における労働者の受動喫煙を防止するための措置について努力義務を課しています。改正健康増進法と労働安全衛生法とが相まって、職場における受動喫煙防止対策を一層推進するために、健康増進法に規定された事項を含め、事業者が実施すべき事項を一体的に示した、「職場における受動喫煙防止のためのガイドライン」が策定されています（令和元年7月1日、基発0701第1号）。

　また、厚生労働省では、職場における受動喫煙防止対策を推進するために、各種支援事業を実施しています。

（1）受動喫煙防止対策助成金

　中小企業事業主が、職場における受動喫煙を防止するために、喫煙専用室の設置などを行う際に、その費用の一部を助成します（令和5年度分の交付申請は令和6年1月31日まで）。

（2）受動喫煙防止対策に係る相談支援

　職場で受動喫煙防止対策を行う際に起こる悩みについて、専門家が相談に応じます。また、全国で職場の受動喫煙防止対策に関する説明会を開催します。

コラム

喫煙専用室の基準

　健康増進法の規定では、多数の者が利用する施設のうち、受動喫煙により健康を損なうおそれが高い者が主として利用する医療機関等の施設を「第一種施設」、それ以外の施設を「第二種施設」と定義しています。一般の事業所や工場は、飲食店と同じく、第二種施設に相当します。第二種施設では、たばこの煙の室外の場所への流出を防止する技術的基準を満たす「喫煙専用室」を設置することによって、室内での喫煙が認められています。技術的基準とは、（ア）出入口において、室外から室内に流入する気流が、0.2メートル毎秒以上であること、（イ）たばこの煙が室内から室外に流出しないよう、壁、天井等によって区画されていること、（ウ）たばこの煙が屋外又は外部の場所に排気されていることなどです。この技術基準を満たす喫煙専用室の設置はコストもかかりますから、健康経営の時代には敷地内または屋内完全禁煙を達成したいところです。

（産業医科大学産業生態科学研究所教授　森　晃爾）

IV 健康の保持増進

1 一般健康診断の種類と健診項目

（1）一般健康診断の目的

　一般健康診断は、事業者が労働者の健康状態を評価して適切な就業上の配慮を行うとともに、労働者自身が適切な健康保持増進のための取組みに資することを目的に実施されます。労働安全衛生法第66条第1項で「事業者は、労働者に対し、厚生労働省令で定めるところにより、医師による健康診断を行なわなければならない」と定められており、具体的な健康診断は労働安全衛生規則に挙げられています。

（2）種類と健康診断項目

①雇入れ時の健康診断（安衛則第43条）

　常時雇用する労働者を雇い入れる際に実施しなければなりません。

健康診断項目	省略基準（医師の判断による）
○既往歴および業務歴の調査 ○自覚症状および他覚症状の有無の検査 ○身長、体重、腹囲、視力および聴力の検査 ○胸部エックス線検査 ○血圧の測定 ○貧血検査（赤血球数、血色素量） ○肝機能検査（GOT、GPT、γ-GTP） ○血中脂質検査（LDLコレステロール、HDLコレステロール、血清トリグリセライド） ○血糖検査 ○尿検査（尿中の糖および蛋白の有無の検査） ○心電図検査	雇入時の健康診断は、医師の判断により省略可能な項目はありません。ただし、労働者が雇入れ3ヶ月以内に受けた健康診断の結果を証明する書面を提出したときには、当該健康診断の項目に相当する項目について省略できる。

※聴力検査は、1,000Hzおよび4,000Hzの30dBで純音を用いて、オージオメーターで検査します。
※心電図検査は、安静時標準12誘導心電図を記録します。

②定期健康診断（安衛則第44条）

常時雇用する労働者に1年以内ごとに1回実施しなければなりません。

健康診断項目	省略基準（医師の判断による）
○既往歴および業務歴の調査 ○自覚症状および他覚症状の有無の検査	
○身長、体重、腹囲、視力および聴力※の検査	・身長　20歳以上 ・聴力　45歳未満（35歳・40歳を除く）は、下記※以外の方法で可 ・腹囲（※参照）
○胸部エックス線検査および喀痰検査	下記別表参照
○血圧の測定	
○貧血検査（赤血球数、血色素量） ○肝機能検査（GOT、GPT、γ-GTP） ○血中脂質検査（LDLコレステロール、HDLコレステロール、血清トリグリセライド） ○血糖検査	40歳未満（35歳を除く）
○尿検査（尿中の糖および蛋白の有無の検査）	
○心電図検査	40歳未満（35歳を除く）

※聴力検査は、1,000Hzの30dBおよび4,000Hzの40dBで純音を用いて、オージオメーターで検査します。
※腹囲の検査は、40歳未満の者（35歳の者を除く）、妊娠中の女性、BMIが20未満である者、自ら腹囲を測定し申告した者（BMIが22未満である者に限る）は省略することができます。

■ 胸部エックス線検査と喀痰検査の省略基準

項　目	省略することができる者
胸部エックス線検査	40歳未満の者（20歳、25歳、30歳および35歳の者を除く）で、次のいずれにも該当しないもの 一 感染症の予防および感染症の患者に対する医療に関する法律施行令第12条第1項第1号に掲げる者 二 じん肺法第8条第1項第1号または第3号に掲げる者
喀痰検査	一 胸部エックス線検査によって病変の発見されない者 二 胸部エックス線検査によって結核発病のおそれがないと診断された者 三 胸部エックス線検査の項の下欄（編注：上の欄）に掲げる者

③特定業務従事者の健康診断（安衛則第45条）

次頁表（62ページ）に示した特定業務に常時、従事する労働者に対しては、当該業務への配置替えの際および6ヶ月以内ごとに1回、定期に、定期健康診断と同じ項目の健康診断を行わなければなりません。ただし、胸部エックス線検査および喀痰検査は、1年以内ごとに1回、定期に行えば足りることとされています。

※聴力検査は、年2回のうち前半の1回を受けた者、または45歳未満（35・40歳を除く）の者については、医師が適当と認める他の方法を用いてもよいことになっています。
※年2回の貧血検査、肝機能検査、血中脂質検査、血糖検査、心電図検査のうち後半の1回は、医師が必要でないと認めるときは、省略することができます。

○特定業務一覧

労働安全衛生規則第13条第1項第3号に掲げる業務（常時従事する労働者に限る）

イ）多量の高熱物体を取り扱う業務及び著しく暑熱な場所における業務

ロ）多量の低温物体を取り扱う業務及び著しく寒冷な場所における業務

ハ）ラジウム放射線、エックス線その他の有害放射線にさらされる業務

ニ）土石、獣毛等のじんあい又は粉末を著しく飛散する場所における業務

ホ）異常気圧下における業務

ヘ）さく岩機、鋲打機等の使用によって、身体に著しい振動を与える業務

ト）重量物の取扱い等重激な業務

チ）ボイラー製造等強烈な騒音を発する場所における業務

リ）坑内における業務

ヌ）深夜業を含む業務

ル）水銀、砒素、黄りん、弗化水素酸、塩酸、硝酸、硫酸、青酸、か性アルカリ、石炭酸その他これらに準ずる有害物を取り扱う業務

ヲ）鉛、水銀、クロム、砒素、黄りん、弗化水素、塩素、塩酸、硝酸、亜硫酸、硫酸、一酸化炭素、二硫化炭素、青酸、ベンゼン、アニリンその他これらに準ずる有害物のガス、蒸気又は粉じんを発散する場所における業務

ワ）病原体によって汚染のおそれが著しい業務

カ）その他厚生労働大臣が定める業務（未制定）

---

④海外派遣労働者の健康診断（安衛則第45条の2）

　労働者を6ヶ月以上海外に派遣させる際と6ヶ月以上海外に派遣した労働者を帰国させて国内の業務に従事させる際に実施しなければなりません。

　定期健康診断の項目に加えて、医師が必要と認めた場合に以下の項目が追加されます。また、定期健康診断等で40歳未満（35歳を除く）に対して認められている血液検査および心電図検査は省略はできません。

　○ 腹部画像検査（胃部エックス線検査、腹部超音波検査）

　○ 血液中の尿酸の量の検査

　○ B型肝炎ウイルス抗体検査

　○ ABO式およびRH式の血液型検査（派遣前に限る）

　○ 糞便塗抹検査（帰国後に限る）

⑤給食従業員の検便（安衛則第47条）

　給食業務に従事する労働者を対象に、雇入れの際または配置替えの際に検便による健康診断を実施します。検便による健康診断とは、伝染病保菌者発見のための細菌学的検査をいいます。

近年の定期健康診断等における診断項目の取扱いの変化

　法令に基づく一般定期健康診断の項目は、特定健康診査および特定保健指導を規定した高齢者医療確保法の制定に合わせて、2007（平成19）年に腹囲が追加され、総コレステロールがLDLコレステロールに変更されました。それ以降は労働安全衛生規則上の改正は行われていませんが、特定健康診査との整合性を意識しながら見直しの検討が行われています。直近の検討は、2016（平成28）年に開催された「労働安全衛生法に基づく定期健康診断等のあり方に関する検討会」で、一般定期健康診断の主要目的として脳・心臓疾患の発症の防止を挙げて、虚血性心疾患、脳血管疾患等の発症防止の観点から健診項目の必要性が検討されました。結果として健診項目の改正は行われませんでしたが、**「定期健康診断等における診断項目の取扱い等について」**（平成29年8月4日基発0804第4号）で以下の詳細事項が示され、2018（平成30）年4月1日から適用になりました。

1）血中脂質検査について、LDLコレステロールの評価方法は、フリードワルド式によって総コレステロールから求める方法、またはLDLコレステロール直接測定法によること。ただし、トリグリセライド400mg/dl以上や食後採血の場合で、直接法によらない場合には、Non-HDLコレステロールで評価すること

2）血糖検査について、空腹時血糖に加え随時血糖が認められること。HbA1cは、医師が必要と認めた場合に実施することが望ましい項目と位置付けられ、血糖検査の代替にならないこと

3）血清クレアチニン検査について、糖尿病性腎症の原因と考えられる高血糖、腎硬化症の原因と考えられる高血圧等の基礎疾患を含めて労働者の健康状態等を勘案しながら医師が必要と認めた場合に実施することが望ましい項目と位置付けられること

4）定期健康診断においては、血液検査等の項目は医師が必要でないと認めるときは省略することができるとされているが、この省略は一律の省略ではなく、経時的な変化や自他覚症状を勘案するなどにより、個々の労働者ごとに医師が省略可能であると認める場合においてのみ可能であること

　さらに、HbA1c検査については、**「定期健康診断等における血糖検査の取扱いについて」**（令和2年12月31日基発1223第7号）で、HbA1c検査を行った場合についても、血糖検査を実施したものとすることに再度変更となりました。この背景には、事業主健診の結果を健康保険組合等の医療保険者に提供し、Personal Health Record（PHR）に利用する際、特定健康診査との整合性がより重要になったことがあります。

（産業医科大学産業生態科学研究所教授　森　晃爾）

特定業務従事者健康診断の対象業務の歴史

　特定業務従事者健康診断のルーツは、工場法の時代にさかのぼります。1940 (昭和15) 年には、工場危害予防及衛生規則が改正され、有害業務に従事する職工においては毎年少なくとも２回以上の健康診断を行うこととなり、その対象業務は30種類存在していました。1947年に公布された労働基準法に基づき労働安全衛生規則が施行になり、毎年２回以上定期的に健康診断を行わなければならない業務が見直され、13業務となりました。また、その翌年、通達 (昭和23年８月12日付け基発第1178号) で衛生上有害な業務の取扱い基準が公開されました。この当時は、特別規則による特殊健康診断の制度が存在しなかったため、これが有害業務従事者に対する基本的な健康診断でした。

　しかし、対象業務と基準は、1972年の労働安全衛生法の施行においても見直しがされず、現在の労働安全衛生規則第13条第１項第３号 (62ページ参照) に引き継がれ、特殊健康診断の制度が始まったあとも続いています。対象13業務は、暑熱業務、寒冷業務、放射線業務、粉じん業務、異常気圧下業務、振動業務、重量物取扱い業務、騒音業務、坑内業務、深夜業務、有害物取扱い業務、有害ガス等取扱い業務、病原体取扱い業務と多岐に渡ります。このうち、有害ガス等取扱い業務は、「鉛、水銀、クロム、砒素、黄りん、弗化水素、塩素、塩酸、硝酸、亜硫酸、硫酸、一酸化炭素、二硫化炭素、青酸、ベンゼン、アニリンその他これらに準ずる有害物のガス、蒸気又は粉じんを発散する場所における業務」といったように、特殊健康診断の対象となるような業務も含まれています。

　特殊健康診断との関係をさらに複雑化させたのは、エチレンオキシドおよびホルムアルデヒドがその発がん性に着目して特定第二類物質および特定管理物質として指定された2001 (平成13) 年の特定化学物質障害予防規則の改正です。本来、有害物質による健康障害の早期発見の立場からは特殊健康診断を実施すべきです。しかし、これらの物質は標的臓器特異性が明確ではないため特殊健診の対象とはせず、特定業務従事者健康診断の対象となりました。特定業務従事者健康診断は、一般定期健康診断と同じ項目で実施されることを考えれば、産業保健上の位置づけが、あいまいであると言わざるを得ません。

　現在、リスクアセスメント対象物質の取扱者に対する健康診断 (いわゆるリスクアセスメント健診) が検討されています。その中には、標的臓器特異性が明確ではない多くの発がん性物質が含まれているため、一般定期健康診断、特定業務従事者健康診断、特殊健康診断の関係および、それぞれの問診や診察のあり方がどのように整理されるか、注目しておく必要があります。

(産業医科大学産業生態科学研究所教授　森　晃爾)

2 健康診断後の事後措置

　一般健康診断を実施した場合、事業者が講じる労働者にかかる事後措置等の流れを紹介します。

①一般健康診断の実施（安衛法第66条第１項）

　　　対象となる労働者全員が受診できる配慮が必要です。
　　　当該労働者ごとに診療区分（異常なし、要観察、要医療等の区分）に関する医師等の判定を受けます。

> ・健康診断個人票を作成して５年間保存してください（安衛則第51条）。
> ・規模50人以上の事業場は所轄監督署へ結果報告してください（安衛則第52条）。

②健康診断結果の労働者への通知（安衛法第66条の６）

●所見ありの場合●

③保健指導の実施（安衛法第66条の７）

　　　一般健康診断の結果、特に健康の保持に努める必要があると医師等が認める労働者には、医師、保健師による保健指導を行うよう努めてください。

二次健康診断の受診勧奨等

　　　事業者は、健康診断結果に基づき、二次健康診断の対象となる労働者を把握し、受診勧奨するとともに、二次健康診断の結果を提出するよう働きかけることが適当。

④健康診断の結果についての医師等からの意見の聴取（安衛法第66条の４）

　　　事業者は、異常の所見があると診断された場合、健診結果について医師等の意見を聴かなければなりません。

意見（就業区分）

- 通常の勤務でよい⇒通常勤務のまま
- 勤務を制限する必要がある⇒⑤へ
- 勤務を休む必要がある⇒休業

意見を聴く医師等……□産業医
　　　　　　　　　　□産業医の選任義務のない規模50人未満の事業
　　　　　　　　　　　場は、地域産業保健センターの登録産業医など
　　　　　　　　　　　認定産業医
　　　　　　　　　　□歯に有害な一定業務については歯科医師

⑤就業上の措置の決定等（安衛法第66条の5）

　医師等の意見を参考にその労働者の実情を考慮して、就業場所の変更、作業の転換、労働時間の短縮などを行うほか、医師等の意見を衛生委員会等へ報告するようにしてください。⇒コラム参照

※詳細については「健康診断結果に基づき事業者が講ずべき措置に関する指針」を参照
※「事業者は、就業上の措置を行った場合はその内容を、行わなかった場合は行わなかった旨とその理由を産業医に情報提供しなければならないこと」（安衛則第14条の2）

コ　ラ　ム

健康診断の結果に基づく医師等の就業上の意見

　「健康診断結果に基づき事業者が講ずべき措置に関する指針」では、医師等の就業上の意見に含める事項として、就業上の措置の必要性の有無、講ずべき措置の内容等を挙げています。また、医師等の判断を通常勤務・就業制限・要休業の区分によって求めることを例示しています。産業医に対する調査によって、就業制限を前提とした医師等の意見を出す機会が類型化されています。

　そのうち主なものとして、**類型1**：就業が疾病に悪影響を与える恐れがある場合、**類型2**：この健康状態で就業することが事故につながる恐れがある場合、**類型3**：就業制限をかけることによって、受診行動を促したり、労働者の自己の健康管理意識を啓発する必要がある場合が挙げられます。

　各事例において適切な判断を行うために、類型1については当該労働者の病状に関する主治医とのコミュニケーション、類型2については突然死や失神に関するエビデンス、類型3については就業制限を検討する検査結果に関する産業医間のコンセンサス情報が有用です。

　このような類型化および判断等に用いる情報等の収集・整理が厚生労働科学研究費補助金労働安全衛生総合研究事業「医師等による就業上の措置に関する意見のあり方等についての調査研究」で行われており、webページ**「医師のための就業判定支援NAVI」**が作成されています。
http://ohtc.med.uoeh-u.ac.jp/syugyohantei/index.html

（産業医科大学産業生態科学研究所教授　森　晃爾）

安全配慮義務と自主管理

　安全配慮義務について、労働契約法第5条では、「使用者は、労働者がその生命、身体等の安全を確保しつつ労働することができるよう、必要な配慮をする」よう求めています。また、最高裁の判決（川義事件：最判昭59・4・10）では、「労働者が労務提供のため設置する場所、設備もしくは器具等を使用し又は使用者の指示のもとに労務を提供する過程において、労働者の生命及び身体等を危険から保護するよう配慮すべき義務」と定義しています。

　安全配慮義務違反の判断は、危険な事態や被害の可能性を事前に予見できたかどうか（予見可能性）と予見できた損害を回避できたかどうか（結果回避性）が問われます。すなわち、労働安全衛生法令の条文を確実に遵守するだけでは安全配慮義務を履行できません。そもそも労働安全衛生法でも、第3条第1項に、「事業者は、単にこの法律で定める労働災害の防止のための最低基準を守るだけでなく、快適な職場環境の実現と労働条件の改善を通じて職場における労働者の安全と健康を確保するようにしなければならない」とあるように、それぞれの職場の実情にあった自律的な取組みが必要です。

　安全配慮義務は、今後の自律管理型産業保健活動の展開においては極めて中心的な概念となります。さらに安全配慮義務を果たすための取組みを体系的に行うための仕組みとして、労働安全衛生マネジメントシステムの導入が広がることが期待されます。

（産業医科大学産業生態科学研究所教授　森　晃爾）

職域におけるがん検診マニュアル

　企業等で働く国民に対するがん検診は、地方自治体が提供する機会以上に、保険者や事業者が提供する職域における受診機会が一般的です。しかし、職域のがん検診には法的根拠がなく、福利厚生の一環として任意で実施しているものであり、検査項目や対象年齢等、検診の実施方法はさまざまであるのが実態です。そこで厚生労働省は職域におけるがん検診のあり方を検討し、2018年3月に「職域におけるがん検診に関するマニュアル」を発表しています。これを受けて、日本産業衛生学会が産業保健職の視点から、1）職域のがん検診は、対策型であるべきか、任意型であるべきかに対する産業保健職からの見解、2）がん検診企画への産業保健職の関与、3）職域でのがん検診の受診勧奨、精査勧奨への産業保健職の関与、4）職域でのがん検診精度管理に対する、産業保健職の役割、5）職域でのがん検診情報の取り扱いといった5つの課題について検討した「『職域におけるがん検診マニュアル』の効果的な運用を検討するワーキンググループ報告書」を出しています。いずれもWeb上から入手可能です。

（産業医科大学産業生態科学研究所教授　森　晃爾）

3 心の健康確保

第14次労働災害防止計画では、メンタルヘルス対策に取り組む事業場の割合を2027年までに80%以上とすることをアウトプット指標としています。その基本となるのが、「労働者の心の健康の保持増進のための指針」です。

(1) メンタルヘルスケアの基本的考え方

事業者は、自らが事業場におけるメンタルヘルスケアを積極的に推進することを表明し、衛生委員会等において十分に審議し、「心の健康づくり計画」やストレスチェック制度の実施方法等に関する規程を策定することが必要です。

〈「心の健康づくり計画」の実施のポイント〉

○ 「心の健康づくり計画」等の実施に当たっては、ストレスチェック制度の活用や職場環境等の改善を通じて、メンタルヘルス不調を未然に防止する**「一次予防」**、メンタルヘルス不調を早期に発見し、適切な措置を行う**「二次予防」**、メンタルヘルス不調となった労働者の職場復帰の支援等を行う**「三次予防」**が円滑に行われるようにする必要があります。
○ これらの取組みにおいては教育研修・情報提供を行い、**「4つのケア」**を効果的に推進し、職場環境等の改善、メンタルヘルス不調への対応、休業者の職場復帰のための支援等が円滑に行われる必要があります。

(2) 4つのメンタルヘルスケアの推進

メンタルヘルスケアは、「セルフケア」「ラインによるケア」「事業場内産業保健スタッフ等によるケア」「事業場外資源によるケア」の4つのケアが継続的かつ計画的に行われることが重要です。

セルフケア …… 労働者自身がストレスに気づき、ストレスに対処するための知識や方法を身につけ、それを実施します。

ラインによるケア …… 労働者と日常的に接する管理監督者が、ストレス要因を把握し、職場環境等の改善や労働者に対する相談対応を行います。

| 事業場内産業保健スタッフ等によるケア | ..... | 事業場内の産業医等産業保健スタッフ等が、セルフケアとラインによるケアが効果的に実施されるように、その推進を担い、また、労働者および管理監督者を支援します。 |
| 事業場外資源によるケア | ..... | メンタルヘルスケアに関し専門的な知識を有する事業場外の機関および専門家を活用し、その支援を受けます。 |

コ ラ ム

新職業性ストレス簡易調査票

　新職業性ストレス簡易調査票（新調査票）は、厚生労働科学研究費補助金労働安全衛生総合研究事業「労働者のメンタルヘルス不調の第一次予防の浸透手法に関する調査研究（研究代表者　川上憲人）」で開発されたものです。労働安全衛生法にもとづくストレスチェックの基本となっている職業性ストレス簡易調査票でも、仕事の負担に関する尺度、仕事の資源に関する尺度、アウトカムに分類されていましたが、新調査票では、仕事の負担に関する尺度として、情緒的負担や役割葛藤を測定すると同時に、仕事の資源に関する尺度として、作業レベル、部署レベル、事業場レベルを追加し、職場環境要因をより広く測定できるように設計されています。また重要なアウトカムとして、労働者の仕事へのポジティブな関わり（ワーク・エンゲイジメント）、職場の一体感（職場のソーシャルキャピタル）、職場のハラスメントなどを測定できます。その結果、これまでの調査票の20尺度に、22の尺度が追加になり、120項目から成っています。

　尺度を増やせば質問項目も増加して、実施にあたっての障害になる可能性があります。そこで、1つの尺度が2〜5項目からなる「標準版」に加えて、1尺度1〜2項目からなる「短縮版（80項目版）」も作成されています。また、ストレスチェックのサービスを提供している事業者の中には、80項目版を提供している事業者が増えています。

　国が進める健康経営では、経営課題と関連した従業員の健康上のアウトカムを目標として設定することが基本となりますが、その代表的な指標がワーク・エンゲイジメントです。また、ソーシャル・キャピタルは、健康投資管理会計ガイドラインで示された無形資源の概念に馴染む指標です。このように、新職業性ストレス簡易調査票は、健康経営で指標としても有効活用できる可能性があります。また、新職業性ストレス簡易調査票にプレゼンティーイズム尺度を追加して実施するということも検討すべきでしょう。

　詳しくは、東京大学大学院医学系研究科デジタルメンタルヘルス講座が運営する関連webサイトをご確認ください。

https://mental.m.u-tokyo.ac.jp/

（産業医科大学産業生態科学研究所教授　森　晃爾）

4 ストレスチェックと面接指導

労働安全衛生法にもとづき労働者数50人以上の事業場において、年1回のストレスチェックの実施が義務付けられています。ストレスチェックは、労働者のストレスの程度を把握し、労働者自身のストレスへの気づきを促すとともに、職場改善につなげ、働きやすい職場づくりを進めることによって、労働者がメンタルヘルス不調となることを未然に防止する（一次予防）ために行います。厚生労働省は、ストレスチェック制度導入ガイドや実施マニュアル等の資料を作成して、啓発に努めています。

○実施対象

常時50人以上の事業場（50人未満の事業場は当分の間、努力義務）で、常時使用する労働者（所定労働時間数の4分の3以上）が対象となります。ただし、すべての労働者が受検することが望ましい。労働者に受検義務は科せられていません。

ストレスチェックと面接指導の実施に係る流れ

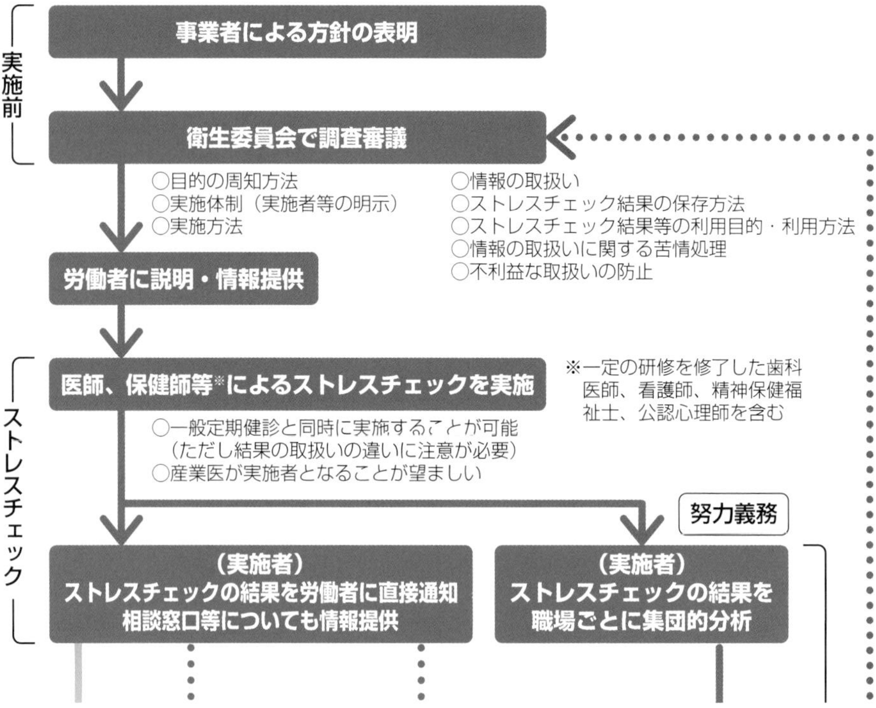

実施前
事業者による方針の表明
衛生委員会で調査審議
○目的の周知方法
○実施体制（実施者等の明示）
○実施方法
○情報の取扱い
○ストレスチェック結果の保存方法
○ストレスチェック結果等の利用目的・利用方法
○情報の取扱いに関する苦情処理
○不利益な取扱いの防止
労働者に説明・情報提供
ストレスチェック
医師、保健師等※によるストレスチェックを実施
※一定の研修を修了した歯科医師、看護師、精神保健福祉士、公認心理師を含む
○一般定期健診と同時に実施することが可能
（ただし結果の取扱いの違いに注意が必要）
○産業医が実施者となることが望ましい
努力義務
（実施者）
ストレスチェックの結果を労働者に直接通知
相談窓口等についても情報提供
（実施者）
ストレスチェックの結果を
職場ごとに集団的分析

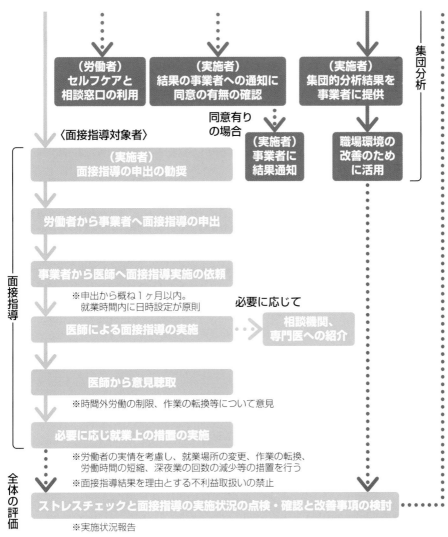

○検査および面接指導結果の報告

　　常時50人以上の労働者を使用する事業者は、1年以内ごとに1回、「心理的な負担の程度を把握するための検査結果等報告書」を所轄労働基準監督署長に提出しなければなりません（安衛則第52条の21）。

ストレスチェックの集団分析と職場の環境改善

ストレスチェック結果の集団ごとの集計・分析およびその結果を踏まえた必要な措置は、法令上の努力義務であり、事業者は職場環境におけるストレスの有無およびその原因を把握し、必要に応じて、職場環境の改善を行うことの重要性に留意し、実施することが望ましいとされています。分析は、職業性簡易ストレス調査票を用いた場合には、「仕事のストレス判定図」によることが適当とされています。その際、事業場全体の集団を一定規模ごとの小集団に分けて分析するのかが重要になります。例えば、部や課といった組織単位です。

どのような検査でも、分析するだけでは効果はでません。ストレスチェックの集団分析も、その結果を用いて職場環境改善に結び付けることが必要です。改善の方法には、①主として事業者や衛生委員会が行う職場環境改善、②主として管理監督者が行う職場環境改善、③従業員参加型職場環境改善があります。いずれの場合にも、ストレスチェックの結果を参考にしながら職場環境等によるストレス要因を把握し、職場環境等の改善計画を立案し、対策を実施するとともに、効果評価と計画の見直しによって継続的に改善を図ることが必要になります。このうち③の方法として、「メンタルヘルスアクションチェックリスト」や「メンタルヘルス改善意識調査票」などのツールを用いてワークショップを行い、働きやすい職場環境や作業方法を労働者が参画して検討し、計画的な改善を図る方法が推奨されています。これまで自治体や医療機関などで導入され、職場のストレス改善に効果があったという実績が示されています。

（産業医科大学産業生態科学研究所教授　森　晃爾）

コ ラ ム

参加型職場環境改善とポジティブメンタルヘルス

参加型の職場環境改善は、高ストレス職場だけが対象となるわけではありません。どのような職場でも、より働きやすい職場とするために改善事項はありますし、自分たちで職場環境を改善できたという実績は、活き活きとした職場づくりに結びつきます。このように、昨今、単にメンタルヘルス不調者の予防やストレスの軽減といったネガティブな要素の改善を目的とした取組みから、より活き活きとしたこころの状態を目指したポジティブメンタルヘルスの取組みが健康経営の一環で行われるようになってきました。

ポジティブメンタルヘルスの取組みには、参加型職場環境改善や管理職リーダーシップ研修などの職場環境を対象とした取組みと、マインドフルネス研修やジョブクラフティング研修などの従業員個人を対象とした取組みがあります。

どのような取組みであっても、その評価指標が必要ですが、ポジティブメンタルヘルスの取組みでは、ワークエンゲイジメントが測定されることが多いようです。ワークエンゲイジメントは、一般的なストレスチェックである職業性簡易ストレス調査票には含まれていないため、ワークエンゲイジメント等の各種項目を含む新職業性簡易ストレス調査票を用いる企業も増えてきています。

（産業医科大学産業生態科学研究所教授　森　晃爾）

5 心の健康問題により休業した労働者の職場復帰支援の手引き

> 「労働者の心の健康の保持増進のための指針」では、メンタルヘルス不調により休業した労働者が、円滑に職場復帰し、就業が継続できるように労働者に対する支援を適切に行うこととされています。厚生労働省は「心の健康問題により休業した労働者の職場復帰支援の手引き」を公表しています。

職場復帰支援の基本的な考え方

　心の健康問題で休業している労働者が円滑に職場復帰するためには、職場復帰プログラムの策定や関連規程の整備等により、休業から復職までの流れをあらかじめ明確にしておくことが必要です。手引きでは、実際の職場復帰にあたり、事業者が行う職場復帰支援の内容を総合的に示しています。事業者はこれを参考にしながら、衛生委員会等において調査審議し、職場復帰支援に関する体制を整備・ルール化し、教育の実施等により労働者への周知を図っていきましょう。

職場復帰支援の流れ

第１ステップ　病気休業開始及び休業中のケア

ア　病気休業開始時の労働者からの診断書（病気休業診断書）の提出
イ　管理監督者によるケア及び事業場内産業保健スタッフ等によるケア
ウ　病気休業期間中の労働者の安心感の醸成のための対応
エ　その他

第２ステップ　主治医による職場復帰可能の判断

ア　労働者からの職場復帰の意思表示と職場復帰可能の判断が記された診断書の提出
イ　産業医等による精査
ウ　主治医への情報提供

第３ステップ　職場復帰の可否の判断及び職場復帰支援プランの作成

ア　情報の収集と評価
　（ア）労働者の職場復帰に対する意思の確認　（イ）産業医等による主治医からの意見収集
　（ウ）労働者の状態等の評価　（エ）職場環境等の評価　（オ）その他
イ　職場復帰の可否についての判断
ウ　職場復帰支援プランの作成
　（ア）職場復帰日　（イ）管理監督者による業務上の配慮　（ウ）人事労務管理上の対応
　（エ）産業医等による医学的見地からみた意見　（オ）フォローアップ　（カ）その他

ア　労働者の状態の最終確認
イ　就業上の配慮等に関する意見書の作成
ウ　事業者による最終的な職場復帰の決定
エ　その他

職場復帰

第5ステップ **職場復帰後のフォローアップ**

ア　疾患の再燃・再発、新しい問題の発生等の有無の確認
イ　勤務状況及び業務遂行能力の評価
ウ　職場復帰支援プランの実施状況の確認
エ　治療状況の確認
オ　職場復帰支援プランの評価と見直し
カ　職場環境等の改善等
キ　管理監督者、同僚等への配慮等

コ ラ ム

リワークプログラム

　メンタルヘルス不調等によって長期に休職した場合、治療によって症状が軽快しても、職場復帰のためには、労働者側および職場側のそれぞれで解決しなければならない課題など、様々なハードルがあります。このうち、生活リズムを立て直したり、コミュニケーションスキルを習得したり、復職後の職場ストレスへの対処法を獲得したりするなど、復職および再発防止に必要な労働者側の課題解決を手助けするのがリワークプログラムです。

　リワークプログラムには、企業等の職場で実施する試し出勤などのプログラム（職場リワーク）以外に、地域障害者職業センターが提供する公的なプログラム（職リハリワーク）と、医療機関やメンタルヘルスサービス機関が提供するプログラム（医療リワーク）があります。医療リワークについては、日本うつ病リワーク協会によってネットワーク化の努力が図られており、協会に加入する全国の医療機関のリストが公開されています。同協会では、医療リワークプログラムを、個人プログラム、特定の心理プログラム、教育プログラム（主に講義形式）、集団プログラム、その他のプログラム（運動、個人面談等で他の類型に該当しないもの）に分類しています。

精神障害者総合雇用支援　独立行政法人高齢・障害・求職者雇用支援機構
https://www.jeed.go.jp/disability/person/person04.html
一般社団法人日本うつ病リワーク協会　https://www.utsu-rework.org/

（産業医科大学産業生態科学研究所教授　森　晃爾）

6 心身の状態に関する情報の取扱いに関する指針

> 働き方改革関連法によって労働安全衛生法が改正され、事業者は労働者の健康の確保に必要な範囲内で、労働者の健康情報を収集・保管・使用しなければならないとされました。また労働者の健康情報を適正に管理するために必要な措置を講じなければならないことが定められました。

1. 労働者の健康情報の収集・保管・使用

事業者は、労働者の健康情報を収集・保管・使用するにあたっては、労働者の健康確保に必要な範囲内で健康情報を収集し、この収集の目的の範囲内で適正に保管・使用しなければなりません。ただし、本人の同意がある場合その他正当な事由がある場合は、例外的な取り扱いが可能です。

2. 健康情報の適正な取扱いに関する指針

労働安全衛生法第104条第3項にもとづき、「労働者の心身の状態に関する情報の適正な取扱いのために事業者が講ずべき措置に関する指針」(2018年9月7日公示、2022年3月31日改正)が策定されています。この指針は、労働者の心身の状態の情報の取扱いに関する原則を明らかにし、事業者が策定すべき、事業場における心身の状態の情報の適正な取扱いのための規程(取扱規定)の内容、策定の方法、運用などを具体的に示しています。

雇用管理に必要な健康情報の範囲は、労働者の業務内容等によって異なります。このため、その具体的な取扱いについて事業場ごとに規程を定めて管理する必要があります。そこで厚生労働省では、「事業場における労働者の健康情報等の取扱規程を策定するための手引き」(2019年3月)を作成しています。
⇒ https://www.mhlw.go.jp/content/000497426.pdf

労働者の健康情報が労働者の意に反して不適正に取り扱われることがないように、健康情報を取り扱うことができる権限を有する者と取り扱うことのできる情報の範囲、取扱い方法等を取扱規程で明確にして労働者に周知する必要があります。

この手引きでは健康情報を3つに分類し、それぞれの「取扱い原則」「取扱いに関する基本的な考え方」を説明しています。3分類とは、①労働安全衛生法令に基づき事業者が必ず取り扱わなければならない健康情報、②同法令に基づき事業者が労働者本人の同意を得ずに収集することが可能であるが、適正な取扱いを定めて運用することが適当である健康情報、③同法令に基づいた規定ではないため、あらかじめ労働者本人の同意を得て収集し、適正な取扱いを定めて運用することが必要な健康情報になります。なお、①は人事に関して直接の権限を持つ監督的地位にある者、②③は産業保健業務従事者が取り扱うのが望ましいとされています。

7 精神障害の労災認定基準

> 　仕事によるストレス（業務による心理的負荷）が関係した精神障害の労災
> 認定は、「心理的負荷による精神障害の認定基準」（認定基準）に基づいて行
> われています。2020年6月から改正労働施策総合推進法が施行され、パ
> ワーハラスメントの定義が法律上規定されたことなどを踏まえ、認定基準の
> 「業務による心理的負荷評価表」にパワーハラスメントが明示されました。

1. 精神障害の労災認定要件

精神障害が労災として認定されるための要件は以下のとおりです。
① 認定基準の対象となる精神障害を発病していること
② 認定基準の対象となる精神障害の発病前おおむね6か月の間に、業務によ
　る強い心理的負荷が認められること
③ 業務以外の心理的負荷や個体側要因により発病したとは認められないこと

2. 認定基準の対象となる精神障害

　認定基準の対象となる精神障害は、国際疾病分類第10回修正版（ICD-10）第
Ⅴ章「精神および行動の障害」に分類される精神障害であり、認知症や頭部外傷
などによる障害（FO）、アルコールや薬物による障害（F1）は除きます。
　業務に関連して発病する可能性のある精神障害の代表的なものは、うつ病（F
3）や急性ストレス反応（F4）などです。

3. 業務による強い心理的負荷

（1）「特別な出来事」に該当する出来事
　"生死にかかわる極度の苦痛を伴う、または永久労働不能となる行為障害を残す
業務上の病気やケガをした"や"本人の意思を抑圧して行われたわいせつ行為な
どのセクシュアルハラスメントを受けた"などの「心理的負荷が極度のもの」と
「極度の長時間労働」（発症前1か月におおむね160時間以上の時間外労働を行っ
た場合）があります。

（2）1つまたは複数の「具体的出来事」を分析した結果、総合評価が「強」とな
　　る場合
　「認定基準」では、「具体的出来事」の平均的な心理負荷の強度を三段階で示し
た表が用いられています。当てはめた「具体的出来事」の欄に示されている具体
例の内容に事実関係が合致する場合には、その強度を総合評価します。

また、出来事が複数ある場合で、出来事が関連して生じた場合には、１つの出来事として評価し、関連しない出来事の場合にはそれぞれの総合評価を行った上で、全体の評価を行います。

4. 認定基準へのパワーハラスメントの明示

パワーハラスメント防止対策の法制化（改正労働施策総合推進法）にともない、職場における「パワーハラスメント」の定義が法律上規定されたことなどを踏まえ、「精神障害の労災認定の基準に関する専門検討会報告書」（2020年５月）を受けて、認定基準の別表１「業務による心理的負荷評価表」が改正されました。変更のポイントは下記のとおりです。

なお、職場において行われる次の３つの要素（①優越的な関係を背景としたことであって、②業務上必要かつ相当な範囲を超えたことにより、③身体的若しくは精神的な苦痛を与えること、又は就業環境が害されること）をすべて満たすものが、パワーハラスメントと定義されます。

変更のポイント

改正後は、職場における人間関係の優越性等に注目した上で、より適切に評価し得る「具体的出来事」に当てはめ、心理的負荷を判断することになります。

改正前
上司や同僚等から、嫌がらせ・いじめや暴行を受けた場合、「（ひどい）嫌がらせ、いじめ、又は暴行を受けた」という具体的出来事に当てはめて評価していました。

優位性「なし」　　　　　優位性「あり」

次の各具体的出来事に当てはめる

改正後
「同僚等から、暴行又は（ひどい）いじめ・嫌がらせを受けた」

「上司等（※）から、身体的攻撃、精神的攻撃等のパワーハラスメントを受けた」

※「上司等」とは
職務上の地位が上位の者のほか、〈同僚又は部下であっても、業務上必要な知識や豊富な経験を有しており、その者の協力が得られなければ業務の円滑な遂行を行うことが困難な場合〉、〈同僚又は部下からの集団による行為でこれに抵抗または拒絶することが困難である場合〉を含みます。

※厚生労働省は、2023年７月４日、「精神障害の労災認定の基準に関する検討会」報告書を公表しました。この報告書の内容をもとに、今後、精神障害の労災認定基準の改正が予定されています。

8 長時間労働者に対する面接指導等

働き方改革関連法により、「長時間労働者に対する面接指導等」が強化されました。長時間労働やメンタルヘルス不調などにより、健康リスクが高い状況にある労働者を見逃さないために、医師による面接指導を確実に実施するようにして、労働者の健康管理を強化しましょう。

長時間労働者への面接指導制度の概要

脳血管疾患及び虚血性心疾患等（以下「脳・心臓疾患」という。）の発症が長時間労働との関連性が強いとする医学的知見を踏まえ、脳・心臓疾患の発症を予防するため、長時間にわたる労働により疲労の蓄積した労働者に対し、事業者は医師による面接指導を行わなければならないこととされています。また、この面接指導の対象とならない労働者についても、脳・心臓疾患発症の予防的観点から、面接指導または面接指導に準じた必要な措置を講ずるように努めましょう。

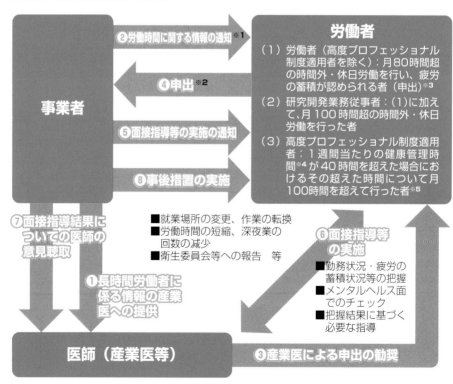

※１　時間外・休日労働時間が月80時間を超えた労働者が対象。

※２　月100時間超の時間外・休日労働を行った研究開発業務従事者、高度プロフェッショナル制度適用者については、面接指導実施の申出がなくても対象

※３　月80時間超の時間外・休日労働を行った者については、申出がない場合でも面接指導を実施するよう努める。
　　　月45時間超の時間外・休日労働で健康への配慮が必要と認めた者については、面接指導等の措置を講ずることが望ましい。

※４　対象業務に従事する対象労働者の健康管理を行うために当該対象労働者が事業場内にいた時間（労使委員会が厚生労働省令で定める労働時間以外の時間を除くことを決議したときは、当該決議に係る時間を除いた時間）と事業場外において労働した時間との合計の時間。

※５　１週間当たりの健康管理時間が、40時間を超えた場合におけるその超えた時間について、１月当たり100時間を超えない高度プロフェッショナル制度適用者であって、申出を行った者については、医師による面接指導を実施するよう努める。

コラム

深夜交替制勤務従事者への配慮

　長時間労働と並んで、身体負荷に影響が大きい労働スケジュールは、深夜業を含む交替制勤務です。深夜交替制勤務は、睡眠障害、胃腸障害、肥満、糖尿病など、多彩な健康影響を及ぼし、近年では乳がんや前立腺がん等の悪性腫瘍のリスクが上昇することが報告されています。その根源的要因は、人に備わる本来の概日リズムに反する不規則な生活を強いられることにあります。

　しかし、24時間のサービスや操業が求められる産業が存在する以上、交替制勤務を減らすことは簡単ではありません。そこで、次善の対策として、様々な産業保健対策を行い、少しでも身体負荷を軽減することが必要になります。具体的には、勤務スケジュールを調整したり仮眠時間を設定したりする、仕事をする環境を明るくする、睡眠や食生活の工夫に関する教育を行う、健康診断の項目を充実させるなどがあります。望ましい対策や配慮の内容は、仕事の内容や通勤環境など、様々な要因によって異なりますので、検討に当たっては、労働者の意見を聞くことも重要です。

（産業医科大学産業生態科学研究所教授　森　晃爾）

医師の働き方改革－時間外労働の上限規制と健康確保措置

　2019年4月（中小企業では2020年4月）に施行された時間外労働の上限規制について、建設事業や自動車運転の業務などとともに、医師については2024年3月末までの猶予期間が設けられており、厚生労働省令で上限が別途定められることになっていました。厚生労働省はその具体的な検討を「医師の働き方改革の推進に関する検討会」を設置して2021年5月に「良質かつ適切な医療を効率的に提供する体制の確保を推進するための医療法等の一部を改正する法律」を公布しました。

　2024年4月に施行される医師の働き方改革に関する医療法の規制は、①勤務する医師が長時間労働となる医療機関における医師労働時間短縮計画の作成、②地域医療の確保や集中的な研修実施の観点から、やむを得ず高い上限時間を適用する医療機関を都道府県知事が指定する制度の創設、③当該医療機関における健康確保措置の実施から成ります。このうち、①を前提として、②の制度は、時間外労働の上限を年960時間とする一般的な特例（A水準）とともに、指定を受けた対象医療機関が地域医療確保のための暫定特例（B水準（連携B水準を含む））、医師の集中的技能向上のための特例（C水準（C-1水準およびC-2水準））を設け、医師の育成と地域医療への影響を回避することを目的とした規制内容になっています。その際、B水準およびC水準は指定を受けた医療機関に所属するすべての医師に適用されるのではなく、指定される事由となった業務に従事する医師にのみ適用されることに注意が必要です。

　しかし、B水準およびC水準は年1860時間を上限としており、いわゆる過労死レベルを超えています。そこで、③の健康確保措置として、連続勤務時間制限28時間・勤務期間インターバル9時間の確保・代償休息のセット、および月100時間を超える場合には医師による面接指導と就業上の措置が義務化されています。このうち、面接指導は、当月の時間外・休日労働が100時間に到達する前に実施することを原則とし、"長時間労働の医師の面接指導に必要な知見にかかる講習"を受講した医師が行うことになっており、すでにオンライン研修が始まっています。https://ishimensetsu.mhlw.go.jp/

　各医療機関は、2024年4月に向けて、準備を急ぐとともに、それを可能とする産業保健機能の強化が重要になると考えられます。

（産業医科大学産業生態科学研究所教授　森　晃爾）

	対象	労働時間の上限	月上限超での面接指導等	追加的健康管理措置
A水準	診療従事勤務医	年960時間／月100時間未満	義務	努力義務
地域医療確保（医療機関を指定）				
B水準	地域医療提供体制の確保上、必須の医療機関	年1860時間／月100時間未満	義務	義務
連携B水準	医師派遣を通じて、地域医療提供体制の確保上、必要な医療機関			
集中的技能向上水準（医療機関を指定）				
C-1水準	臨床研修医・専攻医	年1860時間／月100時間未満	義務	義務
C-2水準	高度技能の育成（医療従事6年目以降）			

9 事業場における治療と仕事の両立支援のためのガイドライン

厚生労働省は2016年に、「事業場における治療と仕事の両立支援のためのガイドライン」を公表しました。このガイドラインは、がん、脳卒中などの疾病を抱える労働者に対し、事業場が適切な就業上の措置や治療に対する配慮を行うための、事業場における取組みなどをまとめたものです。

事業者による両立支援の意義

治療と仕事の両立を図るための取組は、労働者の健康確保のみならず、継続的な人材の確保、労働者の安心感やモチベーションの向上による人材の定着・生産性の向上、健康経営の実現、多様な人材の活用による組織や事業の活性化、組織としての社会的責任の実現、労働者のワーク・ライフ・バランスの実現といった意味があります。

ガイドラインの内容とねらい

このガイドラインは、疾病を抱える労働者が業務によって疾病を増悪させることなどがないよう、事業場において適切な就業上の措置を行いつつ、治療に対する配慮が行われるようにするため、関係者の役割、事業場における環境整備、個別の労働者への支援の進め方を含めた、事業場における取組みがまとめられています。

両立支援を行うための環境整備

両立支援を行うための環境整備として取り組むことが望ましい事項は以下のとおり。
①事業者による基本方針等の表明と労働者への周知
②研修等による両立支援に関する意識啓発
③相談窓口等の明確化
④両立支援に関する制度・体制等の整備

両立支援の進め方

①両立支援を必要とする労働者が、支援に必要な情報を収集して事業者に提出
②事業者が、産業医等に対して収集した情報を提供し、就業継続の可否、就業上の措置及び治療に対する配慮に関する産業医等の意見を聴取
③事業者が、主治医及び産業医等の意見を勘案し、就業継続の可否を判断
④事業者が労働者の就業継続が可能と判断した場合、就業上の措置及び治療に対する配慮の内容・実施時期等を事業者が検討・決定し、実施
⑤事業者が労働者の長期の休業が必要と判断した場合、休業開始前の対応・休業中のフォローアップを事業者が行うとともに、主治医や産業医等の意見、本人の意向、復帰予定の部署の意見等を総合的に勘案し、職場復帰の可否を事業者が判断した上で、職場復帰後の就業上の措置及び治療に対する配慮の内容・実施事項等を事業者が検討・決定し、実施

障害者雇用と産業保健

　企業には、障害者雇用促進法によって、一定の割合の障害者の雇用義務が課せられており、その基準も段階的に引き上げられています。2018年4月には算定基礎に精神障害者が追加され、法定雇用率が2.2%になりました。さらに2021年4月から2.3%（公的機関は2.6%）に引き上げられたため、対象となる事業主は従業員数43.5人となりました。さらに、労働政策審議会障害者雇用分科会において、段階的に法定雇用率を引き上げ、2026年度に2.7%を目指す方針が発表されました。今後、一層の雇用の促進が必要となっています。

　障害者雇用促進法では、障害を理由とする差別的取扱いの禁止や合理的配慮の提供等が義務付けられています。合理的配慮とは、「障害のある人から、社会の中にあるバリアを取り除くために何らかの対応を必要としているとの意思が伝えられたときに、負担が重すぎない範囲で対応すること」で、労働者の健康状態や障害の程度と仕事とのマッチングという要素が強いため、その両方を評価できる産業保健が貢献すべき分野と言えます。

（産業医科大学産業生態科学研究所教授　森　晃爾）

主治医と職場の連携を促進するための診療報酬点数の改定

　疾病を持ちながら働く労働者が、業務によって疾病を悪化させることなく治療と仕事の両立を図れるようにするためには、事業場において適切な就業配慮を行う必要があります。しかし、身体疾患と一口に言っても、疾病の種類や個人の状況によって異なる課題を抱えており、当該労働者の疾病の状況を最も理解している主治医に、診断名、今後の治療の見込み、就業可能かどうか、どのような業務の制限が必要か、といった様々な情報を求めることが必要になることがあります。

　主治医と事業場との間のコミュニケーションの推進を図るために、2018年度の改定で診療報酬点数表に「療養・就労両立支援指導料」が新設されました。その後2020年度および2022年度の改定で条件の変更が行われ、2022年度は初回800点（情報通信機器を使った場合696点）、2回目以降400点（同348点）となっています。また、患者に対して、両立支援コーディネーター養成研修を修了した看護師、社会福祉士、精神保健福祉士又は公認心理師が相談支援を行った場合に、相談支援加算50点が算定されることになっています。当初、療養・就労両立支援指導料の対象疾患は「がん」のみでしたが、2020年度の改定で「脳血管疾患」、「慢性肝疾患」、「指定難病」が、更に2022年度に「心疾患」、「糖尿病」、「若年性認知症」が追加になりました。

　このような "治療と仕事の両立" 支援の考え方は、医療機関側と職場側の連携が不可欠であり、医師だけでは成り立ちません。そこで、厚生労働省労働基準局安全衛生部長通達（平成30年3月30日付け基安発0330第1号）に基づき、独立行政法人労働者健康安全機構が両立支援コーディネーターの養成を行っています。

（産業医科大学産業生態科学研究所教授　森　晃爾）

10 職場における感染症対策

　近年、細菌やウイルスなどによる様々な感染症について、職場での対応が求められています。感染症の種類によって、対応の目的や方法が大きく異なります。

1. 風　疹

　妊娠中（特に初期）に風疹に感染すると生まれてくる子どもに心疾患、難聴、白内障などの障害が発生します。特に風疹に対する抗体を持たない世代である30代、40代の男性に対する予防接種の呼びかけと、感染時の適切な期間の休業が求められます。

2. 麻　疹

　外国人旅行者によって麻疹ウイルスが持ち込まれる可能性が高くなっています。麻疹は、きわめて感染性が高く、抗体保有率が低い年代が勤労者世代に当たることにより、抗体検査や予防接種の推奨など、職場でも注意が必要です。

3. 結　核

　結核への対応は感染症法に基づいて実施されます。医療機関等を除く事業場で結核患者が発生した場合は、接触者健診が基本となります。基本的な対応は保健所の指示に基づき行いますが、事業場側の役割として、接触者の把握、従業員への説明、定期健診未受診者等への受診勧奨、接触者健診の確実な実施が挙げられます。

4. 季節性インフルエンザ

　一時的に疾病休業する従業員が増え、業務に支障をきたすおそれがあります。予防接種を推奨したり、金銭的な補助を出すことによって、予防接種率を高めたり、マスクの着用、発熱者の出勤管理を行うなどの対策によって、業務への影響を最小限にすることができます。

5. ノロウイルス

　ノロウイルスは、感染性の高い消化器系の感染症です。また、アルコール消毒の有効性が低く、次亜塩素酸ソーダによる消毒が必要になります。手洗いの励行、ドアノブ等の消毒とともに、感染者の吐物や糞便を適切に処理できるように、次亜塩素酸消毒剤、清掃者のマスクやエプロン（ガウン）などの準備をしておくことが求められます。

6. HIV・エイズ

　通常の職場での接触では感染のおそれがないウイルスですが、感染した従業員が誤解や偏見により職場で不当な扱いを受けることがないような対応が必要です。そのためには、海外赴任者だけでなく、すべての従業員が正しい知識を持つことができるように、HIV感染に対する啓発活動が求められます。厚生労働省（当時は労働省）の通達「職場におけるエイズ問題に関するガイドライン」が参考になります。

7. ウイルス性肝炎

　2010年1月に肝炎対策基本法が施行され、同法に基づき「肝炎対策の推進に関する基本的な指針」が策定されています。また、職域における肝炎対策に関する協力を要請する通知が厚生労働省から出されています。ウイルス性肝炎は通常の業務において同僚が感染することはないこと、早期発見・治療が重要であることから、啓発活動とともに、健康診断の肝機能検査で有所見者であった従業員に対してウイルス検査を受けるように指導するなどの対応が求められます。

8. レジオネラ

　レジオネラは、人から人への感染がない細菌です。レジオネラが生息する人工水環境（循環式浴槽、加湿器、工場の冷却設備等）が主な感染源となり、インフルエンザ様の発熱症状や肺炎を引き起こします。レジオネラ生息の可能性がある施設・設備を有する事業場では、厚生労働省「レジオネラ症を予防するために必要な措置に関する技術上の指針」等を参考に対策を講じる必要があります。

コラム

新興感染症発生時の産業保健専門職の役割

　産業保健分野で、新興感染症への対応がクローズアップされたのは、2009年に発生した新型インフルエンザ（H1N1）の時でした。その当時、既に新興感染症への備えの必要性が強調されていたため、最悪の状況を想定した事業継続計画を立てていた企業も少なくありませんでした。しかし、実際には季節性インフルエンザと大差のない病原性の新型インフルエンザが発生したため、柔軟性のない計画はかえって事業継続を阻害するという経験をして、情報に基づき柔軟に対策を決定できる計画に修正が図られました。その際の教訓は、今回の新型コロナウイルスのパンデミックにも活かされたと思います。

　新興感染症の発生時、どの程度の対策を取るべきかは、リスクの大きさに基づく必要があります。リスクは不確実性が高い状況においては高く見積もられることになり、情報の精度が上がってくることによって一定のレベルに収束していきます。そのため、状況が変化する中でいかにして信頼性の高い情報を収集して、それを対策に反映させるかが重要となります。特に、不確実性が低くなればリスクが低下するため、対策を緩和して、社会的な副作用を軽減する必要も出ます。

　このような情報を正しく解釈するためには、専門的な知識が必要となるため、産業保健専門職の役割が重要になります。社会には不確実な情報や風評が飛び交っています。その中で産業保健専門職が提供する情報が信頼され、従業員の行動に結びつくためには、日ごろからの信頼が重要であることは言うまでもありません。

（産業医科大学産業生態科学研究所教授　森　晃爾）

11 「健康経営」の展開とTHP指針の改正

産業医科大学産業生態科学研究所教授 **森 晃爾**

> 少子高齢化が進む日本において、労働力の確保と医療保険等の社会制度を維持するためには、高年齢者の社会参加は不可欠であり、そのためには国民全体の健康を維持するための投資は極めて重要な政策的課題と言えます。

「健康経営」の展開

　健康経営とは、**「経営者がリーダーシップを取り、従業員等の健康管理を経営的な視点で考え、戦略的に実践すること」**とされています。国は、企業等の法人に対して、労働者の健康に投資させるために、様々な施策を展開しています。そのような施策は、健全な労働力確保を課題と考えている経営者のニーズを引き出し、健康経営に取組む法人が増えています。

　国と関連した施策としては、健康経営度調査とその結果のフィードバック、健康経営銘柄の選定（2023年は49社）、健康経営優良法人の認定（大規模法人部門2,676法人、うち上位500社をホワイト500、中小規模法人部門14,012法人）、『健康投資』ガイドブックの提供、健康経営アドバイザーの育成があります。また、自治体による顕彰制度、地方銀行等による低利子融資、協会けんぽによる中小企業の健康宣言運動、経済系雑誌による健康経営特集など様々な動きにつながっています。

　また、このような行政施策で用いる評価指標は、認定を受けようとする企業の取組みの方向性に大きく影響します。健康経営銘柄の選定や健康経営優良法人の認定制度における評価のフレームワークは、①**経営理念・方針**、②**組織体制**、③**制度・施策実行**、④**評価・改善**、⑤**法令遵守・リスクマネジメント**から成っています。より効果が上がる健康経営への誘導を図るために、健康経営銘柄や健康経営優良法人大規模法人部門の評価では、①と④に重みづけがなされています。

THP指針の改正

　THP（Total Health promotion Plan）指針は、労働安全衛生法第70条の2に基づき、1988年9月1日に公示された**「事業場における労働者の健康保持増進のための指針」**を指します。公示以降、小さな修正を繰り返してきましたが、2020年3月31日に、大幅な改正が行われその後もPersonal Health Recordの施策に合わせたマイナーな改正も行われています。

　改正THP指針は、各事業場が健康保持増進施策に取り組みやすくするために、事業場内外の資源や、労働者のニーズや課題といった実状に合わせて、推進体制を整え、施策を実施できるようにしています。また、事業場単位だけでなく、企業単位で推進することも考えられるとしています。健康保持増進施策としては、健康測定を実施し、それにもとづいて健康指導を実施する従来の方策を踏襲しながらも、その内容に高い柔軟性を与えています。また、あわせてポピュレーションアプローチの強化を推奨しています。

改正THP指針でもっとも強調されているのは、事業者による「健康保持増進方針」にもとづきPDCAサイクルをまわして取組みの継続的な改善を図ることです。そのために目標を設定し、健康保持増進措置を決定し、計画を作成した上で実施し、実施結果を評価し、評価結果にもとづき見直しを図るという内容が明確に示されています。

健康経営もTHPも、経営層のリーダーシップを基盤に、存在する労働者の健康に関わるニーズに応じた計画を立て、PDCAサイクルを用いて継続的な改善を図り、職場の健康文化を構築することを目指しており、ベクトルを共有していると言えます。

コラム

プレゼンティーイズムの背景

健康経営では、従業員の健康を向上させ、それが事業成果につながることを目指します。そのため、取組の指標は、有病率や生活習慣などの健康指標だけでなく、生産性と関連する指標をアウトカム指標として用いることになります。その中で、もっとも一般的な指標が**プレゼンティーイズム（presenteeism）**です。プレゼンティーイズムは1990年代に用いられるようになった概念で、その後、様々な定義が出されてきましたが、現在では2つの概念に集約されています。1つは、ヨーロッパで用いられることが多い健康不良（本来は休むことが望ましい）にもかかわらず、仕事に来ている状態で、結果的に長期休業につながることが懸念されます。もう一つは、米国を中心に用いられている概念で、仕事には来ているが、体調不良が原因で生産性が低下している状態であり、全報酬が支払われていることを前提に、生産性の低下分が企業にとっての損失として位置付けられます。残念ながら、客観的な生産性と比較した研究がほとんどないので、実際の損失がどの程度発生しているか、限界が存在します。それでも、プレゼンティーイズムの状態にある従業員は全体の10〜20％に及ぶことが一般的であり、その影響も大きいことから、その背景の理解と対策が必要になります。

プレゼンティーイズムの発生は、心身症状との関係、疾病との関係、生活習慣との関係、組織要因との関係などが研究されています。また、心身症状の中でも、抑うつや不安などの精神症状、肩こり・腰痛などの筋骨格系症状の影響が大きいことが分かっています。しかし、たとえば腰痛があるからプレゼンティーイズムが生じているといった単純な関係ではなく、その背景にある様々な要因がその発生には関わっていることが分かってきました。プレゼンティーイズムが発生する要因をPersonal model（生活習慣、精神的健康、身体的健康）、Job model（業務の性質、仕事のパターン）、Workplace model（組織からのサポート、上司からのサポート）の3つに分けた上で、それらを統合し、身体的健康、精神的健康、業務の性質、組織および上司のサポートのそれぞれが、プレゼンティーイズムと関連していることを明らかにした最近の論文があります（Stepanekら、2019年）。仕事の性質や負荷、周囲のサポートなど、ストレスモデルに用いられる要素は、ストレス反応を介して、プレゼンティーイズムの発生に大きく影響することははっきりしています。また、ワーク・エンゲイジメントを介して、プレゼンティーイズムの抑制にもつながります。そのため、法令に基づく既存の産業保健活動の中では、ストレスチェックの集団分析結果に基づく職場環境改善が集団のプレゼンティーイズムを改善するために、大変重要と考えられます。

（産業医科大学産業生態科学研究所教授　森　晃爾）

健康経営による無形資源の蓄積

　健康経営に成功した中小企業を訪ねると、その職場はとても活き活きとしており、来訪者の私たちを歓迎する雰囲気もあります。そのような職場では、従業員が長く働きたいと思っており、口コミで多くの人が集まってきます。それが、いわゆる3K職場であっても。このような職場の風土は、間違いなく事業成果に結びつきますし、特に中小企業では経営者がそのことを実感しています。このような企業には、健康的な風土とそれを生み出す無形資源が蓄積されていると言えます。

　健康経営推進のための戦略立案と成果の外部への開示の指針として、経済産業省が2020年6月に公表した**健康投資管理会計ガイドライン**には、健康資源の一つとして無形資源という言葉が出てきます。健康資源とは、健康投資によって蓄積するストックであり、健康資源によって、より効率的に健康投資の効果を出せるようになる資源です。健康資源には、環境健康資源と人的健康資源があると定義しています。さらに環境健康資源について、「社内ジム等わかりやすい資源だけでなく、企業等の内部における健康投資を実施するためのガバナンス体制や従業員等が健康の保持・増進に係る活動を行いやすい風土や雰囲気等も極めて重要である」として無形資源を定義しています。しかし、このガイドラインには、無形資源の指標は具体的に示されていません。

　私たちは、無形資源とは以下の4つの条件を満たすものと位置づけ、有効な指標を探索してきました。

- ● 無形資源は、企業の価値（文化）のレベルに蓄積し、経営層の意思決定、管理職の行動、従業員の行動といった、構成員全員の行動に影響を与える。
- ● 無形資源は、プログラムへの従業員の参加や行動を促進し、健康投資の費用対効果を向上させる。
- ● 無形資源は、従業員が健康増進プログラムに参画することによって蓄積する。
- ● 無形資源は、個人の組織行動や個人間の信頼関係等を介して、企業の生産性に好影響を及ぼし、そのような行動によって蓄積する。

　その結果、

① 「上司や同僚との間には、信頼関係があり、互酬性が備わったネットワークが存在する」ことを表す"職場の社会関係資本（Workplace Social Capital：WSC）"と、

② 企業（組織）からよりよい生活や人生のために支援を受けている実感がある状態であり、組織に対するコミットメントに関連する"知覚された組織的支援Perceived Organizational Support：POS）"が

大きな可能性を秘めていることが分かってきました。今後も研究を進めていきたいと思います。

（産業医科大学産業生態科学研究所教授　森　晃爾）

PHR推進を通した健診・検診情報の活用

　国が中心となり、医療・介護・健康分野におけるICT利活用の推進が図られています。その目的は、様々な主体が入手、保存しているデータを用いて、国民一人ひとりに最適な健康管理・診療・介護を実現するところにあります。その実現のためには、データの入手、共有、活用のすべての要素が揃うことが必要です。このうち、データの共有を可能とする仕組みが**パーソナル・ヘルス・レコード（PHR）**です。

　PHRに蓄積されるデータには、健診データ、診療情報、バイタルデータなどが含まれます。このうち健診データについては、生まれてから死ぬまで、様々な枠組みで受診している健診データを集約して、本人がマイナポータルで閲覧できる仕組みの構築が進んでいます。

　産業保健との関連では、「全世代対応型の社会保障制度を構築するための健康保険法等の一部を改正する法律」が成立し、保険者が、労働安全衛生法による健診の情報を保健事業で活用できるよう、事業者に対して被保険者等の健診情報（特定健診の対象ではない40歳未満のデータを含む）の提供を求めることが可能となりました。

　PHRに関しては、関連サービスを提供する民間事業者の関わりも大きいことから、安全、安心な民間PHRサービスの利活用の促進に向けた環境整備も進んでおり、その一環として**「民間PHR事業者による健診等情報の取扱いに関する基本的指針」**が、2021年4月に総務省、厚生労働省、経済産業省の連名で出され、個人情報保護法の改正を受けて2022年4月に改正されています。

（産業医科大学産業生態科学研究所教授　森　晃爾）

人的資本情報開示と労働安全衛生

　産業構造が変化する中、企業の競争優位性や持続的な価値向上の源泉が、無形資産（人的資本、知的資本、ビジネスモデル等）にあるとの認識が広がっています。金融市場や労働市場など、企業を選択する立場からすれば、適切な選択判断のためには情報が不可欠であり、近年、世界的に無形資産の開示を求める声が大きくなってきたことを受けて、様々なフレームワークが作られてきています。人的資本は、そのような無形資産の中でも、中核的な要素として位置づけられます。日本では、2021年6月にコーポレートガバナンス・コードに人的資本を開示すべきことが示され、2022年8月には経済産業省が中心となり、人的資本可視化指針が出されています。そして金融庁が、有価証券報告書等の記載事項を改正し、2023年3月期の有価証券報告書から、「サステナビリティに関する企業の取組みの開示」、「コーポレートガバナンスに関する開示」を求めることになりました。前者には人的資本の開示が含まれています。

　このような様々なフレームワークの中では、主要な項目の一つとして、健康（精神的健康・身体的健康）・安全が位置づけられているため、今後、様々な媒体を用いて、従業員の健康と安全に関する開示が進むことが予想されます。第14次労働災害防止計画の中でも、国等が取り組む項目として、健康・安全に関する事項の開示を進める事業者への支援を進めることが記載されています。

（産業医科大学産業生態科学研究所教授　森　晃爾）

12 高年齢労働者の安全衛生

労働災害発生率は、若年層に比べて高年齢層で相対的に高く、第14次労働災害防止計画の重点事項として、「高年齢労働者の労働災害防止対策の推進」が取り上げられています。高齢者の就労が一層進むと予測される中、高齢者が安心して安全に働ける職場環境の実現が求められています。そこで、厚生労働省では、「高年齢労働者の安全と健康確保のためのガイドライン」（エイジフレンドリーガイドライン）を策定しています。働く高齢者の特性に配慮したエイジフレンドリーな職場を目指しましょう。

ガイドラインが事業者に求めている事項

事業者は、高年齢労働者の就労状況や業務の内容等の実情に応じ、国などによる支援も活用しながら、実施可能な労働災害防止対策に積極的に取り組むよう努めます。

（1）安全衛生管理体制の確立

経営トップが高齢者の労働災害防止対策に取り組む方針を表明します。また、対策の担当者や組織を明確にするとともに、職場における危険源を特定するためにリスクアセスメントを実施します。

（2）職場環境の改善

高齢者でも安全に働き続けられるように、施設、設備、装置等の改善を検討し、必要な対策を講じます。また、ソフト面の対策として、敏捷性や持久性、筋力の低下等の高年齢労働者の特性を考慮して、作業内容等の見直しを実施します。

（3）高年齢労働者の健康や体力の状況の把握

雇入時や定期の健康診断を確実に実施します。また、労働災害防止の観点から、事業者と高齢者双方が体力の状況を客観的に把握し、事業者はその体力に合った作業に従事させるとともに、高年齢労働者が自らの身体機能の維持向上に取り組むことができるように、体力チェックを継続的に行うように努めます。

（4）高年齢労働者の健康や体力の状況に応じた対応

脳・心臓疾患が起こる確率は加齢とともに増加するとされていますので、高年齢労働者には、基礎疾患の罹患状況を踏まえ、労働時間の短縮や深夜業の回数の減少、作業の転換等の措置を講じます。

（5）安全衛生教育

高年齢労働者に対する教育とともに、管理監督者に対する教育を実施します。

※労働者も、自己の健康を守るための努力の重要性を理解し、自らの健康づくりに積極的に取り組むことが必要です。

高年齢者の生涯発達心理学上の特性と就労継続の課題

　少子高齢化時代における高年齢者の活用は、ただ単に就労期間の延長を支援する制度上の対策だけでなく、高年齢者がいきいきと働くとともに、企業等の組織にとっても戦力とみなされる状態（Successful aging at work）を実現することが目標になります。そのためには、高年齢者の身体や機能面の変化（多くの場合、低下）に加えて、その心理特性を理解した施策が必要になります。

　生涯発達心理学は、人の加齢に伴う発達的変化を研究する心理学の一分野です。高年齢者の心理特性を説明するための多くの理論が提案されていますが、その中でも、就労との関係で注目されている理論に、**社会情動的選択性理論（Socioemotional Selective Theory）**があります。この理論によれば、人は人生の残り時間を意識すると、情動的な見返りがあるような親しい人との関係に時間を費やすようになるといったように、自分の持つ資源を情動的に満足できるような目標や活動に注ぎ込むようになります。また、学習面でも自分の能力を伸ばしたいという意欲（熟達達成目標）より、自分の能力に対して肯定的な評価を得たい、あるいは否定的な評価を避けたいといった心理状態（熟達回避目標）になる傾向があります。技術革新が進み、仕事の方法や内容が大きく変化する中では、大きな課題となる心理特性と言えます。当然のことながら、この傾向には個人差も大きく、残された自分の職業人生の長さや機会に対する認識の違いが仕事への向き合い方に影響を与えることもわかっています。

（産業医科大学産業生態科学研究所教授　森　晃爾）

女性労働者の健康管理

　女性の年齢階級別労働力率をみると、もっとも低い年齢層は、1977年は25〜29歳の46.0%、1990年は30〜34歳の51.7%、2005年は30〜34歳の62.7%、2020年は35〜39歳の76.0%と、M字カーブの底が浅くなり、その位置も後ろに移動しています（内閣府）。このように女性の就労に変化が出てくるにつれ、「職場の健康管理は、男性向けに設計されている」という批判を耳にする機会が増えました。当然、年齢ごとに発生しやすい病気も、注意すべき生活にも男女差があるため、今後の健康管理は性差を意識して企画する必要があります。

　一口に女性の健康管理といっても、様々な視点のものがあります。女性の産む機能を保護するための母性保護、疾病の性差を考慮した健診・検診項目の設定、月経随伴症や更年期障害などの症状に対する配慮、さらには不妊治療に対する支援です。また、健康増進プログラムでも、女性の興味に沿った内容を検討することも必要です。最近、女性の健康管理を支援する各種サービスを提供する事業者も出てきており、これらの商品やサービスを総称してフェムテックと呼ばれています。法令で定められている内容は母性保護の一部のみですので、ニーズに合った健康管理を設計するために、健康経営の一環として女性を中心としたプロジェクトチームを立ち上げることなどを検討してはいかがでしょうか。その際、女性の中でも様々なニーズの違いがあるため、そのような個別に対応できるプログラムの設計（individual approach）を意識することが必要です。

（産業医科大学産業生態科学研究所教授　森　晃爾）

V 労働衛生関係の手続き

　厚生労働省は「**労働安全衛生法関係の届出・申請等帳票印刷に係る入力支援サービス**」を開始しました。このサービスでは、「**労働者死傷病報告**」、「**定期健康診断結果報告書**」、「**心理的な負担の程度を把握するための検査結果等報告書（ストレスチェック）**」、「**総括安全衛生管理者・安全管理者・衛生管理者・産業医選任報告**」、「**じん肺健康管理実施状況報告**」、「**有機溶剤等健康診断結果報告書**」の「労働安全衛生関係の届出・申請等」について、労働基準監督署へ提出する書面を作成する際に、誤入力・書類の添付忘れを防ぎ、過去の保存データを用いて共通部分の入力を簡素化します。

　なお、このサービスは、申請や届け出をオンライン化するものではありません。作成した帳票は、必ず印刷して、所轄の労働基準監督署へ提出してください。

1 衛生管理者・産業医選任報告

　衛生管理者、産業医を選任したときは、選任報告を提出する必要があります。

	衛生管理者選任報告	産業医選任報告
選任報告の提出先	事業場を管轄する労働基準監督署	
提出するもの	下記の①、②の2点	下記の①、②、③の3点
	①労働安全衛生規則様式第3号 　厚労省HP内の「**労働安全衛生法関係の届出・申請等帳票印刷に係る入力支援サービス**」より帳票の作成・印刷ができます。申請や届出のオンライン申請はできません。また、**書面への押印は2020年12月より不要となりました。**	
	②衛生管理者の免許証の写または資格を証する書面	②医師の免許証の写 ③産業医学基礎研修修了証の写等の産業医として選任できる資格を証する書面
提出する部数	各1部およびその写1部（控えとして）	
提出する時期	選任後、遅滞なく	

「衛生管理者・産業医選任報告」の記入上の留意事項

　記入にあたっては、労働安全衛生規則様式第3号の裏面の「備考」および下記に留意してください。

　　①「専属の別」欄について、「専属」とは、その事業場に所属している者を、「非専属」とは、その事業場に所属していない者を言います。

　　②「専任の別」欄について、「専任」とは、専ら衛生管理者等の職務を行う者を、「兼職」とは、他の業務を兼職している者を言います。

※衛生管理者の選任については14ページを、産業医の選任については16ページをご覧ください。

2 健康診断結果報告書等

（1）健康診断結果報告書等の種類

種　　類	報告が必要なとき	報告の時期
定期健康診断結果報告書	常時使用する労働者が50人以上の事業場	健康診断の実施後遅滞なく
有機溶剤等健康診断結果報告書	事業場の規模にかかわらず該当する健康診断を実施したとき	
特定化学物質健康診断結果報告書		
電離放射線健康診断結果報告書		
高気圧業務健康診断結果報告書		
鉛健康診断結果報告書		
四アルキル鉛健康診断結果報告書		
石綿健康診断結果報告書		
除染等電離放射線健康診断結果報告書		
有害な業務に係る歯科健康診断結果報告書 （2022年10月1日以降に実施したもの）		
指導勧奨による特殊健康診断結果報告書		
じん肺健康管理実施状況報告書	じん肺健康診断の実施の有無にかかわらず毎年12月31日現在の状況を翌年2月末日までに報告	
心理的な負担の程度を把握するための検査結果等報告書	常時使用する労働者が50人以上の事業場	1年以内ごとに1回、定期に

（2）提出先

事業場を管轄する労働基準監督署

（3）提出部数

原本1部およびその写1部（控として）。

なお、報告書を提出するときは、必ず光学的文字読取用の用紙（OCR用紙）を用いてください。

3 衛生管理者等免許申請

（1）免許試験合格者の新規免許取得申請

　安全衛生技術試験協会が行う免許試験を受験し、免許試験合格通知書を交付された方は、東京労働局免許証発行センターに申請書を郵送（簡易書留）してください。同センターには窓口がありませんので、直接持参することはできません。

（2）免許試験免除者の新規免許取得申請および既に免許を所持している方の書替・再交付申請に必要な書類・申請先等

手続き／必要なもの	試験免除者による免許証の新規申請	氏名の変更による書替申請	紛失・毀損による再交付申請 紛失	紛失・毀損による再交付申請 毀損
申請書（労働局および各労働基準監督署に備付け有り）	○	○	○	○
写真1枚（縦3cm×横2.4cm、脱帽、無背景6ヶ月以内に撮影）	○	○	○	○
収入印紙　1,500円分	○	○	○	○
本人確認証明書（自動車運転免許証、住民票等本人確認のため公的機関発行のものの原本）	○	○	○	○
免許を受ける資格を有することを証明する書面	○			
戸籍抄本		○	△2	△2
免許証滅失事由書			○	×
現在所持している免許証	△1	○		○
その他	免許証の交付を郵送により希望する場合は、404円分の切手を貼った返信用封筒（宛名明記はしないこと）			
申請先	申請者の住所地を管轄する都道府県労働局	申請者の住所地を管轄する都道府県労働局（免許証の交付を受けた労働局でも可能）		

○印が必要な書類等です。
　△1　既に労働安全衛生法に係る免許を所持している場合は、すべて提出してください。
　△2　紛失又は毀損による免許の再交付申請をされる方が、氏名の変更があったのに免許証の書替を受けていなかった場合は、戸籍抄本が必要です。

※　免許証に係る各種申請は、ご本人が上記の書類等を持って直接労働局に出向いて行うことが必要ですが、やむを得ない理由により来局できない場合は、最寄りの労働基準監督署へ上記の書類を持参して、「原本確認」および「本人確認」を受ければ、郵送による申請ができます。

4 じん肺管理区分決定申請

じん肺の管理区分は、管理1、管理2、管理3イ、管理3ロ、管理4の5段階に分かれています。管理2以上は、じん肺の所見があるということを示しています。じん肺管理区分の決定を受けるには、事業場による「エックス線写真の提出」と個人による「じん肺管理区分決定申請」があります。

（1）事業場による「エックス線写真の提出」〔じん肺法第12条〕

事業場においてじん肺法に基づくじん肺健康診断を実施した場合であって、「じん肺の所見あり」とじん肺健康診断を実施した医師が判定したものについて、事業者は、エックス線写真等を、事業場を管轄している都道府県労働局長あてに提出し、じん肺管理区分決定を受けなければなりません。

提出に必要なもの	①エックス線写真等の提出書（じん肺則様式第2号） ②エックス線写真 ③じん肺健康診断結果証明書（じん肺則様式第3号）
提出先	都道府県労働局健康安全課（健康課）

（2）個人による「じん肺管理区分決定申請」〔じん肺法第15条〕

じん肺に係るおそれのある粉じん作業（じん肺法施行規則別表に掲げられた粉じん作業）に常時従事する労働者または労働者であった者は、いつでもじん肺管理区分の決定を受けることができます。

提出に必要なもの	①じん肺管理区分決定申請書（じん肺則様式第6号） ②エックス線写真 ③じん肺健康診断結果証明書（じん肺則様式第3号）
提出先	現在、常時粉じん作業に従事している方、または常時粉じん作業に従事していた方で現在でもその事業場に勤務している方 →事業場を管轄する都道府県労働局健康安全課（健康課）
	常時粉じん作業に従事していた事業場を既に退職している方 →居住地を管轄する都道府県労働局健康安全課（健康課）

5 健康管理手帳の交付対象業務

(1) 健康管理手帳のあらまし

粉じん作業、石綿の取扱いの業務など、がんその他の重度の健康障害を発生させるおそれのある業務のうち、96ページの表の左欄の業務に従事して右欄の要件に該当する方は、離職の際または離職の後に都道府県労働局長に申請し審査を経た上で、「健康管理手帳」が交付されます。交付対象業務と要件は96ページのとおりです。**MOCAの製造・取扱業務が健康管理手帳の交付対象業務に追加されました（2023年1月18日施行）。**

健康管理手帳の交付を受けると、指定された医療機関で定められた項目についての健康診断を決まった時期に年2回（じん肺の健康診断については年1回）無料で受けることができます。

健康管理手帳所持者が受ける健康診断の項目等は**「健康管理手帳所持者および船員健康管理手帳所持者に対する健康診断実施要綱」**（平成25年9月26日、基発第0926号第3号、令和2年5月26日一部改正、基発0526第12号）を参照してください。

(2) 健康管理手帳の交付申請

健康管理手帳の交付対象業務に従事した経験があり、かつ交付要件に該当する方は、「健康管理手帳交付申請書」（安衛則様式第7号）のほか、従事歴申告書・従事歴証明書・従事歴申立書・審査請求書など必要な書類をそろえて交付を申請してください。くわしくは、厚生労働省のホームページをご覧ください。

https://www.mhlw.go.jp/stf/seisakunitsuite/bunya/0000193320.html

申 請 先

離職の際に交付要件を満たしている場合
　→申請者が対象業務に従事した事業場の所在地を管轄する都道府県労働局

離職後に初めて交付要件を満たすこととなった場合
　→申請者の住所地を管轄する都道府県労働局

申請手続きなどのご相談は、都道府県労働局健康安全課または健康課まで

		業　　務		要　　件
労働安全衛生法施行令第23条第1項の各号	1	ベンジジン及びその塩（これらの物をその重量の1パーセントを超えて含有する製剤その他の物を含む。）を製造し、又は取り扱う業務		当該業務に3ヶ月以上従事した経験を有すること。
	2	ベータ-ナフチルアミン及びその塩（これらの物をその重量の1パーセントを超えて含有する製剤その他の物を含む。）を製造し、又は取り扱う業務		
	12	ジアニシジン及びその塩（これらの物をその重量の1パーセントを超えて含有する製剤その他の物を含む。）を製造し、又は取り扱う業務		
	3	粉じん作業（じん肺法第2条第1項第3号に規定する粉じん作業をいう。）に係る業務		じん肺法の規定により決定されたじん肺管理区分が管理2又は管理3であること。
	4	クロム酸及び重クロム酸並びにこれらの塩（これらの物をその重量の1パーセントを超えて含有する製剤その他の物を含む。）を製造し、又は取り扱う業務（これらの物を鉱石から製造する事業場以外の事業場における業務を除く。）		当該業務に4年以上従事した経験を有すること。
	5	無機砒素化合物（アルシン及び砒化ガリウムを除く。）を製造する工程において粉砕をし、三酸化砒素を製造する工程において焙焼若しくは精製を行い、又は砒素をその重量の3パーセントを超えて含有する鉱石をポット法若しくはグリナワルド法により製錬する業務		当該業務に5年以上従事した経験を有すること。
	6	コークス又は製鉄用発生炉ガスを製造する業務（コークス炉上において若しくはコークス炉に接して又はガス発生炉上において行う業務に限る。）		当該業務に5年以上従事した経験を有すること。
	7	ビス（クロロメチル）エーテル（これをその重量の1パーセントを超えて含有する製剤その他の物を含む。）を製造し、又は取り扱う業務		当該業務に3年以上従事した経験を有すること。
	8	ベリリウム及びその化合物（これらの物をその重量の1パーセントを超えて含有する製剤その他の物（合金にあっては、ベリリウムをその重量の3パーセントを超えて含有するものに限る。）を含む。）を製造し、又は取り扱う業務（これらの物のうち粉状の物以外の物を取り扱う業務を除く。）		両肺野にベリリウムによるび慢性の結節性陰影があること。
	9	ベンゾトリクロリドを製造し、又は取り扱う業務（太陽光線により塩素化反応をさせることによりベンゾトリクロリドを製造する事業場における業務に限る。）		当該業務に3年以上従事した経験を有すること。
	10	塩化ビニルを重合する業務又は密閉されていない遠心分離機を用いてポリ塩化ビニル（塩化ビニルの共重合体を含む。）の懸濁液から水を分離する業務		当該業務に4年以上従事した経験を有すること。
	11	石綿等（これをその重量の0.1パーセントを超えて含有する製剤その他の物を含む。）を製造し、又は取り扱う業務（直接業務）	1. 両肺野に石綿による不整形陰影があり、又は石綿による胸膜肥厚があること。 2. 石綿等の製造作業、石綿等が使用されている保温材、耐火被覆材等の張付け、補修若しくは除去の作業、石綿等の吹付けの作業又は石綿等が吹き付けられた建築物、工作物等の解体、破砕等の作業（吹き付けられた石綿等の除去の作業を含む。）に1年以上従事した経験を有し、かつ、初めて石綿等の粉じんにばく露した日から10年以上を経過していること。 3. 石綿等を取り扱う作業（2の作業を除く。）に10年以上従事した経験を有していること。 4. 2と3に掲げる要件に準ずるものとして厚生労働大臣が定める要件に該当すること。	
		石綿等の製造又は取扱いの業務（直接業務）に伴い石綿の粉じんを発散する場所における業務（周辺業務）	両肺野に石綿による不整形陰影があり、又は石綿による胸膜肥厚があること。	
	13	1,2-ジクロロプロパン（これをその重量の1パーセントを超えて含有する製剤、その他の物を含む。）を取り扱う業務（屋内作業場やタンク、船倉、坑の内部など通風の悪い場所で印刷機、その他の設備の清掃業務に限る。）		当該業務に2年以上従事した経験を有すること。
	14	オルト-トルイジン（これをその重量の1パーセントを超えて含有する製剤を含む。）を製造し、又は取り扱う業務		当該業務に5年以上従事した経験を有すること。
	15	3,3'-ジクロロ-4,4'-ジアミノジフェニルメタン（MOCA）（これをその重量の1パーセントを超えて含有する製剤その他の物を含む。）を製造し、又は取り扱う業務		当該業務に2年以上従事した経験を有すること。

Ⅵ 事業場外資源の紹介

1 産業保健総合支援センター (さんぽセンター)

　全国47都道府県に設置された産業保健総合支援センターでは、事業場で産業保健活動に携わる産業医、産業看護職、衛生管理者をはじめ、事業主、人事労務担当者などの方々に対して、産業保健に関する研修や専門的な相談への対応などの支援を行っています。

産業保健総合支援センター 一覧は
⇒ https://www.johas.go.jp/shisetsu/tabid/578/Default.aspx

産業保健総合支援センターのおもな業務

1 窓口相談・実地相談
　産業保健に関する様々な問題について、専門スタッフが実地、または、センターの窓口（要予約）、電話、電子メール等で相談に応じ、解決方法を助言しています。

2 研修
　産業保健関係者を対象として、産業保健に関する専門的かつ実践的な研修を実施しています。また、他の団体が実施する研修について、講師の紹介等の支援を行っています。

3 情報の提供
　メールマガジン、ホームページ等による情報提供を行っています。また、産業保健に関する図書・教材の閲覧等を行っています。

4 広報・啓発
　事業主、労務管理担当者等を対象として、職場の健康問題に関するセミナーを実施しています。

5 調査研究
　地域の産業保健活動に役立つ調査研究を実施し、成果を公表・活用しています。

6 地域窓口（地域産業保健センター）の運営
　小規模事業場の支援を行っています（98ページ参照）。

●ストレスチェック制度サポートダイヤル
　産業医、保健師等ストレスチェックの実施者、事業者、衛生管理者等ストレスチェック制度担当者等からのストレスチェック制度の実施方法、実施体制、不利益な取扱いなどに関する相談にお答えします。

「ストレスチェック制度サポートダイヤル」
　電話番号：全国統一ナビダイヤル　**0570-031050** ※通話料がかかります。
　受付時間：平日10時〜17時（土曜、日曜、祝日、12月29日〜1月3日は除く）

2 地域産業保健センター（地さんぽ）

　地域産業保健センターは、労働者数50人未満の小規模事業場の事業者や労働者に対して、次の事業を原則として無料で提供しています。なお、センターの利用には事前の申込みが必要です。

（1）長時間労働者への医師による面接指導の相談

　労働安全衛生法では、脳・心臓疾患の発症を予防するため、長時間にわたる労働により疲労の蓄積した労働者に対して労働者の申出により、事業者は医師による面接指導を実施することが義務づけられています。

　労働者数50人未満の小規模事業場においては、地域産業保健センターを活用するなどして、面接指導または面接指導に準ずる必要な措置を講ずるようにしましょう。

（2）健康相談窓口の開設

　健康診断結果に基づいた健康管理、作業関連疾患の予防方法、メンタルヘルスに関すること、日常生活における健康保持増進の方法などについて医師や保健師が健康相談に応じます。

　なお、一部のセンター（各都道府県1～4ヶ所程度）では、休日・夜間にも利用できるよう窓口の開設等を行っています。

（3）個別訪問による産業保健指導の実施

　医師等が、訪問指導を希望する事業場を個別に訪問し、健康診断結果に基づいた健康管理等に関して指導、助言を行います。

　また、医師が作業場の巡視を行い、改善が必要な場合には助言を行うとともに、労働者から寄せられる健康診断の結果評価等の健康問題に関する相談にも応じます。

　さらに、事業主からの相談内容や要望に応じて、産業保健総合支援センターと連携し、専門スタッフが事業場を訪問し、メンタルヘルス対策、作業環境管理、作業管理等状況に即した労働衛生管理の総合的な助言・指導を行います。

（4）産業保健情報の提供

　地域の産業保健関係機関等のリストを作成し、希望する事業場に情報提供しています。

（5）その他

　このほか、労働者の健康管理や産業保健に関するご相談を受け付けています。連絡先等は、お近くの地域産業保健センターもしくは各都道府県産業保健総合支援センターにお問い合わせください。

3 労災病院

　労災病院は、勤労者医療の中核的役割を担うため、働く人々の職業生活を医療の面から支えるという理念の下、①予防から治療、リハビリテーション、職場復帰に至る一貫した高度・専門的医療の提供、②職場における健康確保のための活動への支援を行っています。勤労者の早期職場復帰及び健康確保という労働政策の推進に寄与しています。

全国の労災病院一覧は
⇒ https://www.johas.go.jp/shisetsu/tabid/573/Default.aspx

◇治療就労両立支援センター（治療就労両立支援部）
　労災病院では、これまで勤労者予防医療センターと勤労者予防医療部で行ってきた予防医療活動に加え、新たに治療と仕事の両立支援の取組を開始するため、「勤労者予防医療センター」と「勤労者予防医療部」を、それぞれ「治療就労両立支援センター」「治療就労両立支援部」と改称し、予防医療モデル事業や治療就労両立支援事業に取り組むこととしています。

治療就労両立支援センター（治療就労両立支援部）一覧は
⇒ https://www.johas.go.jp/ryoritsumodel/tabid/575/Default.aspx

4 健康診断機関

　各種健康診断については、「医師による健康診断」を実施する必要があります。受診可能な健診機関、病院、診療所等に依頼してください。
　また、全国労働衛生団体連合会（全衛連）は、健診施設が実施する健康診断が精度の高いものとなるよう、総合精度管理事業実施要綱に基づき、「総合精度管理事業」を実施しています。総合精度管理事業では、「臨床検査」、「労働衛生検査」などの検査が適切に行われているかどうか評価しています。評価結果は「総合精度管理事業参加施設評価結果」として公開されています。

◇公益社団法人全国労働衛生団体連合会　会員機関一覧
https://www.zeneiren.or.jp/about/member_list.html
◇公益社団法人日本人間ドック学会　会員施設情報一覧
https://www.ningen-dock.jp/list/facility.php

5 日本労働安全衛生コンサルタント会

　一般社団法人日本労働安全衛生コンサルタント会は、労働安全衛生法第87条の規定に基づいて労働安全コンサルタント・労働衛生コンサルタントを会員として、品位の保持、資質の向上やその業務の改善を図り、わが国の労働安全・労働衛生水準の向上に寄与することを目的として設立された全国唯一の団体です。

【ホームページ】https://www.jashcon.or.jp/

6 作業環境測定機関

　作業環境測定は、国家試験に合格して作業環境測定士名簿に登録された作業環境測定士か、都道府県労働局に登録した作業環境測定機関に行ってもらう必要があります。

◇公益社団法人日本作業環境測定協会　作業環境測定機関一覧
https://www.jawe.or.jp/link/sokuteikikanichiran1.html

7 メンタルヘルスサービス機関

　メンタルヘルスサービス機関は、事業者と契約を結び、有料で職場のメンタルヘルスサービスを提供している機関の総称です。機関によって提供されるサービスや料金体系には大きな差があるので、選定に当たっては十分な検討が必要です。その際、提供されるサービスの質を確認する上で、主にカウンセリングサービスを提供している機関について国の基準を満たしていることを前提とした登録事業や、産業医科大学が米国の Council on Accreditation（COA）と提携して行っている機能認定が参考になります。

◇メンタルヘルス登録相談機関
https://www.johas.go.jp/sangyouhoken/mental/soudankikan/tabid/117/Default.aspx
◇産業医科大学によるCOA方式メンタルヘルスサービス機関機能認定（MH認定）
https://www.uoeh-u.ac.jp/medical/hoshms/mh.html

健康診断機関の選定

　産業保健サービスの一部を外部委託する際、委託先のサービスの内容に対する責任は委託先を選んだ事業場内の担当者にもあることを認識する必要があります。特に、健康診断は、ほとんどの事業場で外部委託されており、健康診断の結果に基づき事後措置が行われることを考えても、健康診断機関の選定はとても重要と言えます。価格面だけでなく、事業場にあった受診方法が取れること、品質が高いことなどの要素を総合的に判断することが必要です。

1．実施方法

　健康診断には、労働者が健診施設に出向く外来健診や、健診車とスタッフが事業場に派遣される出張健診などがあります。また、人間ドックの補助を行っている健康保険組合も多く、その結果を労働者側の同意を得て労働安全衛生法に基づく健康診断として利用している場合など、多様な実施方法があります。このように、健康診断機関の選定にあたっては、まず健康診断の実施方法を決める必要があります。

2．サービスの品質

　選定に当たっては、以下の点を考慮してサービスの品質に対する事業場としての最低限の要件を定めて、その上で価格が妥当なところから選定するとよいでしょう。

　①労働衛生サービス機能評価事業や人間ドック健診施設機能評価等の外部認証を受けていること

　②各種団体の外部精度管理事業に参加しており、良好な成績を上げていること

　③Pマークを取得するなど、個人情報の管理について信頼がおけること

　④二次健診の実施が可能な専門医や機器が整備されていること。二次健診が施設内で実施できない場合にも、適切な医療機関を紹介することができること

　⑤健康診断の項目や実施方法を企業側の実情に合わせてカスタマイズすることができること

　⑥健康診断結果が速やかに報告されること

　⑦健康診断の結果報告の内容が、具体的で、労働者が利用しやすいこと

　⑧事業場全体の集計や労働基準監督署への報告のための集計など、集計・分析サービスを提供できること

　なお、特殊健康診断を併せて委託する場合、特殊健康診断の計画、実施、判定に習熟した医師や担当者がいない健康診断機関が少なくないことに留意する必要があります。その際、有所見率が、厚生労働省の公表値や全国労働衛生団体連合会の平均値と大きな隔たりがないかも確認する必要があります。そのうえで、健診の実施のみ委託するか、判定まで委託するのかについても、あらかじめ明確にしておく必要があります。

（産業医科大学産業生態科学研究所教授　森　晃爾）

グラフで見る労働衛生

（下記の統計は、最新の情報に基づき編集しています。）

1 労働災害発生状況の推移

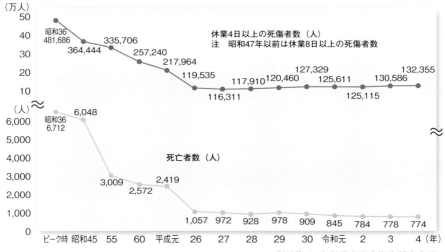

休業4日以上の死傷者数（人）
注　昭和47年以前は休業8日以上の死傷者数

（万人）

昭和36 481,686
335,706
364,444
257,240
217,964
119,535
116,311
117,910
120,460
127,329
125,611
125,115
130,586
132,355

（人）

死亡者数（人）

昭和36 6,712
6,048
3,009
2,572
2,419
1,057
972
928
978
909
845
784
778
774

ピーク時　昭和45　55　60　平成元　26　27　28　29　30　令和元　2　3　4（年）

〈資料〉厚生労働省安全衛生部安全課

2 業務上疾病発生状況の推移

※令和4年の数値は未公表（2023年7月14日現在）

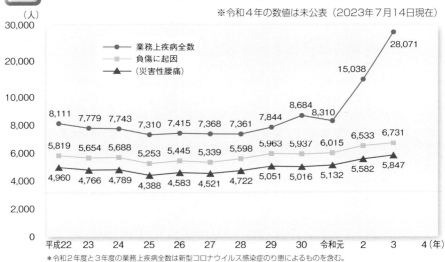

（人）

- ● 業務上疾病全数
- ■ 負傷に起因
- ▲ （災害性腰痛）

8,111　7,779　7,743　7,310　7,415　7,368　7,361　7,844　8,684　8,310　15,038　28,071

5,819　5,654　5,688　5,253　5,445　5,339　5,598　5,963　5,937　6,015　6,533　6,731

4,960　4,766　4,789　4,388　4,583　4,521　4,722　5,051　5,016　5,132　5,582　5,847

平成22　23　24　25　26　27　28　29　30　令和元　2　3　4（年）

＊令和2年度と3年度の業務上疾病全数は新型コロナウイルス感染症のり患によるものを含む。

〈資料〉厚生労働省安全衛生部労働衛生課

3 定期健康診断有所見者数、有所見率の推移

※令和4年の数値は未公表（2023年7月14日現在）

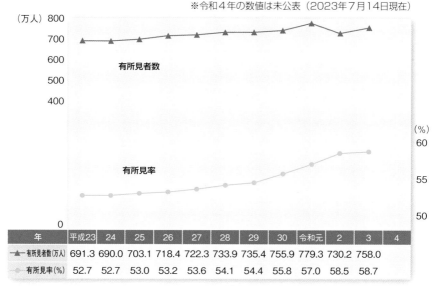

年	平成23	24	25	26	27	28	29	30	令和元	2	3	4
有所見者数(万人)	691.3	690.0	703.1	718.4	722.3	733.9	735.4	755.9	779.3	730.2	758.0	
有所見率(%)	52.7	52.7	53.0	53.2	53.6	54.1	54.4	55.8	57.0	58.5	58.7	

〈資料〉厚生労働省安全衛生部労働衛生課

4 定期健康診断検査項目別有所見率の推移

※令和4年の数値は未公表（2023年7月14日現在）

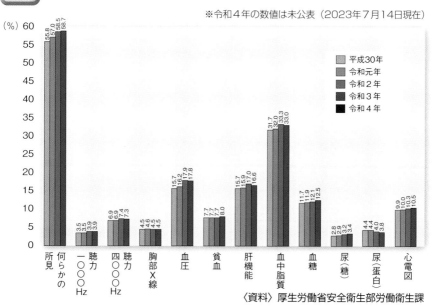

〈資料〉厚生労働省安全衛生部労働衛生課

5 脳・心臓疾患に関する事案の労災補償状況

(件)

区 分	年 度	平成30年度	令和元年度	令和2年度	令和3年度	令和4年度
脳・心臓疾患	請求件数	877	936	784	753	803
	決定件数	689	684	665	525	509
	うち支給決定件数 （認定率）	238 (34.5%)	216 (31.6%)	194 (29.2%)	172 (32.8%)	194 (38.1%)
うち死亡	請求件数	254	253	205	173	218
	決定件数	217	238	211	169	139
	うち支給決定件数 （認定率）	82 (37.8%)	86 (36.1%)	67 (31.8%)	57 (33.7%)	54 (38.8%)

〈資料〉厚生労働省職業病認定対策室

6 精神障害に関する事案の労災補償状況

(件)

区 分	年 度	平成30年度	令和元年度	令和2年度	令和3年度	令和4年度
精神障害	請求件数	1,820	2,060	2,051	2,346	2,683
	決定件数	1,461	1,586	1,906	1,953	1,986
	うち支給決定件数 （認定率）	465 (31.8%)	509 (32.1%)	608 (31.9%)	629 (32.2%)	710 (35.8%)
うち自殺	請求件数	200	202	155	171	183
	決定件数	199	185	179	167	155
	うち支給決定件数 （認定率）	76 (38.2%)	88 (47.6%)	81 (45.3%)	79 (47.3%)	67 (43.2%)

〈資料〉厚生労働省職業病認定対策室